病気を遠ざける暮らし方

できることから、ひとつずつ。自然に沿ってゆるく生きる

医師／七合診療所所長
本間真二郎

講談社ビーシー／講談社

序章

病気を遠ざける暮らし方
——新たなる土地への転居で目指すこと

私は今、栃木県の那須烏山市で「那須烏山市国民健康保険七合《ななごう》診療所」の医師として勤務しています。もともとの専門は小児科になりますが、現在は市の診療所のため、外科以外のあらゆる病気を診ています。小さなお子さんからお年を召した方まで、日々たくさんの患者さんが全国から来院されています。

かつては、札幌の大学病院や、北海道の各地の病院で小児科医として働き、ノロウイルスなどの研究のため、アメリカの国立衛生研究所に留学したこともあるウイルス学、ワクチン学の研究者でもありました。

しかし、２００９年からはこの栃木の地に移住して、農的な生活をしながら暮らしています。栃木の県内でも茨城県寄りの烏山一帯は、自然豊かで冬場の雪は少なく、四季を通じてとても過ごしやすい土地になります。

移住した理由は、いくつかありますが、いちばん大きな理由は、それまで「医師として漠然と抱いていた疑問」を解決するためには、専門の「医」だけではなく、もっと根本的なところから総合的に考える必要があると思ったからです。

すなわち、「医」の前に「食」があり、「食」の前に「農」があり、「農」の前に「微生物」があるということになります。

これらをトータルに考えなければ、「人がなぜ病気になるのか」「どうしたら健康でいられるか」の、本当の意味が見えてこないと気づいたのです。

病気になるのは、日々の生活が自然からはずれているため

まだ新型コロナウイルスの世界的な流行がおこる以前でしたが、「医師として漠然と抱いていた疑問」とは、次のようなことです。

たとえば、外来で診察をしていると小児科にかかる患者さんは、いわゆる「風邪」の症状がいちばん多いのですが、それらはほぼウイルスによる感染症です。

新型コロナを経験したことで理解された方も多いと思いますが、ウイルスに効く薬はありません。医師が「風邪に効く」と言って処方する薬も、風邪自体に効いているのではなく、

熱やせき、鼻水など、風邪にともなう諸症状をおさえるためのものなのです。

そうして薬によって症状をおさえているうちに、結局は患者さん自身の自然治癒力が、風邪を治していくのです。

ここでの風邪という言葉を「インフルエンザ」や「新型コロナ」など、ほかの感染症に置き換えても同じことになります。つまり、医師が薬を出さなくても、自分の力が健全に働いていれば、ほとんどの場合、病気は治るのです。


そのことをよりていねいに、深く掘り下げていったところ、

「人のからだをつくり、健康に生きていくもとになるものは、日々の生活にこそある」

「病気になったということは、その日々の生活が、自然からはずれているためである」

「病気を治しているのは、自分の力そのものの、自然治癒力である」

これらのことを確信しました。

健康のために特別なことはしなくていい

多くの人は、健康のために何かをしなければならないと思っています。たとえば、「病気になったら薬を飲まなくてはならない」「食事はこういうものを食べなくてはならない」「運

動しなければならない」など、「〇〇しなければ……」という考えが強すぎます。

病気を防ぐために根本的に行うべきことは、本当はとてもシンプルなことになります。つまり、最大の病気予防は、特別なものを食べたり、何かを行ったりすることではありません。毎日のくり返しの生活をなるべく自然なものにすることにより、からだ本来の働きを高めておくことに尽きるのです。

つまり、日常生活をどう過ごすかで、病気になるかならないか、もしくは病気になってしまっても健康な状態に戻せるかが決まります。

腸内細菌を元気にする生活が、病気を遠ざける

そして、この自然に沿った生活をもっとも簡単に表現すれば、「腸内細菌を元気にする生活」ということになります。それは、私たちのからだは、じつは腸内にいる微生物がつかさどっているといってもよいからです。こうした微生物を育む生活こそが、病気を遠ざける暮らしの本質だったのです。

ただし、自然な暮らしに近づけることは大切ですが、「絶対にこうしなければならない」というふうには考えないほうがいいでしょう。

食事や生活に関してだけではなく、仕事や教育についても同じです。なるべく広い視野、

長い目でとらえ、自分のできる範囲で、無理にならないように実践することです。つまり、楽しめることであり、継続して行うことができるように工夫することが大切なのです。

いずれにしても、病気や健康の問題は、突き詰めると、「食」であり、「食」の前にある「農」の問題に行きつきます。そして「農」も、人の「健康」も、そのもっとも大切な部分を支えているのは微生物であったのです。

このようにして、医師として毎日患者さんを診て直面している「医」と、ウイルスやワクチンとして研究してきた「微生物」が、私のなかで完全につながり、人の病気や健康について、より広い視野で総合的に見ることができるようになったのです。

栃木の地での15年。自然の循環に沿った生活を実践

そして、そのことを実践して、確かめるためにこの地へとやってきて15年がたちました。移住してからは地域医療に従事しながら、自然派の医師として、書籍やインターネット、講演会などで情報発信してきました。

私がこれまでの活動で一貫して伝えてきたことは「自然に沿った生活をしましょう」ということです。

私自身も、仲間とお米をつくり、その土地の季節の野菜を育て、麹菌の培養、発酵食品なども可能な限り手づくりしてきました。生活の面でも、自然の循環に沿った、微生物や環境にやさしい生活を、試行錯誤しつつ、楽しみながら実践しています。

地道に続けているうちに、ありがたくも、考えに共感してくれる方や、多くの仲間ができました。

新型コロナで感じた「他者軸」に頼りすぎた生活ぶり

さて、ここ数年、新型コロナウイルスの出現、情報化社会の加速、ＡＩ（人工知能）の登場など、急速に時代が変化しているのを実感します。

新型コロナウイルスに関しては、ウイルス学者として、多くの情報発信する場をいただき、たくさんの反響もありました。多くの人々にとって悩ましい数年間でしたが、この期間は、これから急速に変化していく世の中を生きていくうえで、私自身も大きな学びと課題ができました。

以前からそうでしたが、新型コロナウイルスの世界的な流行とそれによる社会の大きな変化により、よりはっきりとしたことがあります。

それは、私たちはあらゆるところを「人まかせ」にしすぎている、つまり、「他者軸に頼

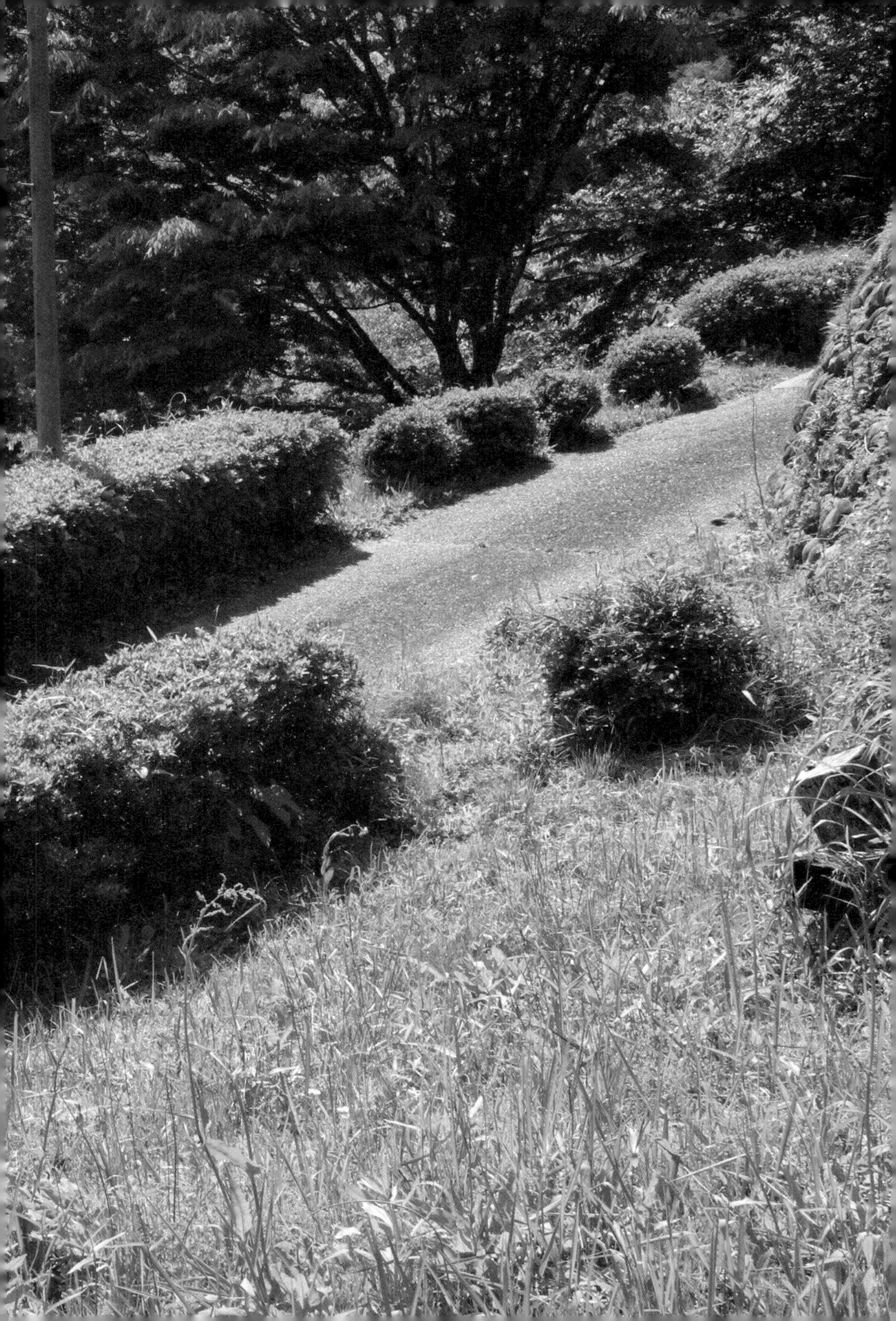

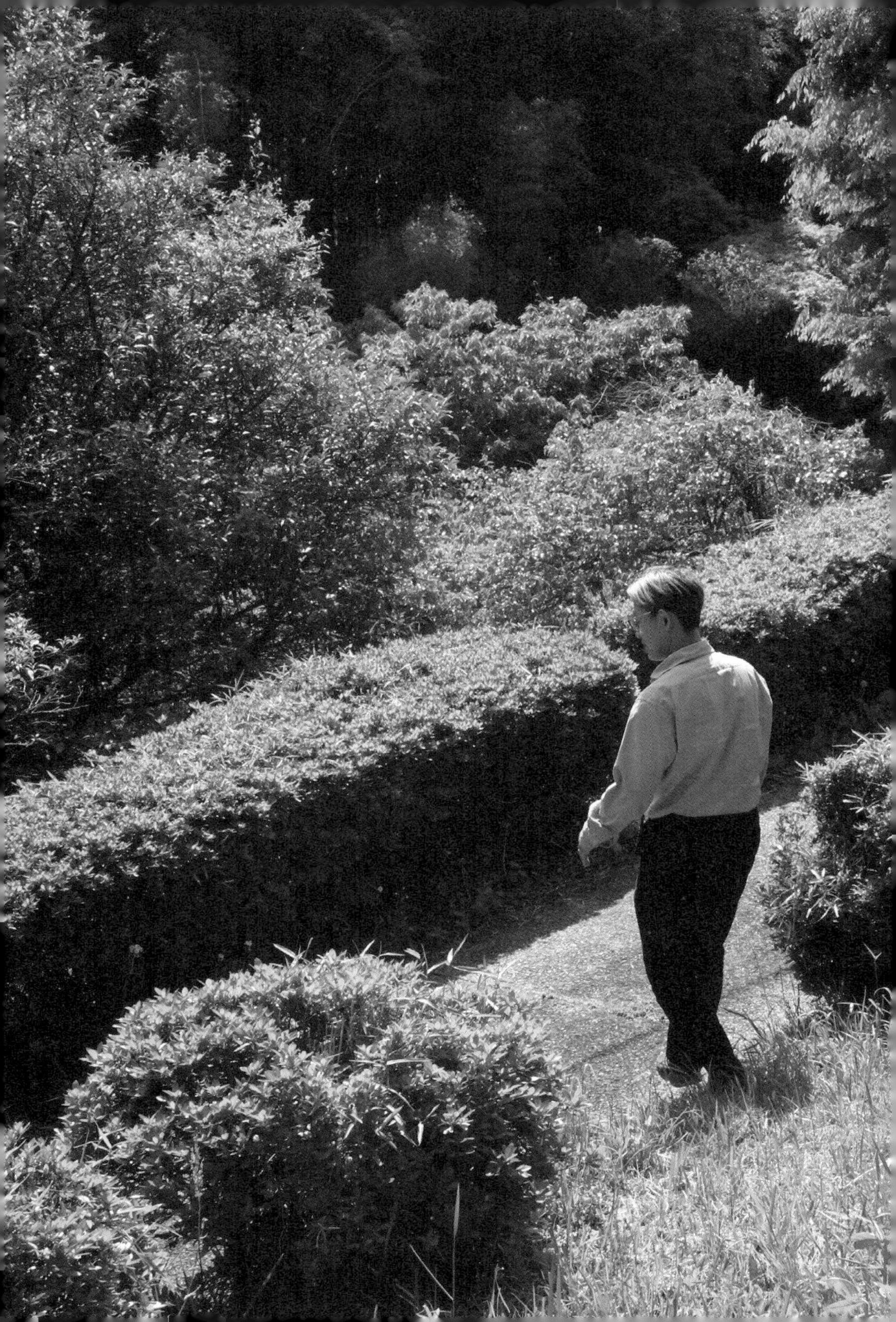

りすぎている」ということです。

たとえば、新型コロナウイルスをもらっても、「感染するのか」「発症するのか」「重症化するのか」「死亡するのか」などは、すべてウイルスという「他者」ではなく、自分の免疫力という「自己」の力により決まります。

それにもかかわらず、根本的な内なる力を高めることよりも、「人との接触を避け」「消毒をし」「マスクをし」「ワクチンを打つ」という他者軸に頼った感染対策を、私たちは2年も3年も続けてきました。

こうした「他者軸」による対策は、感染を防ぐという効果が少し期待できるかもしれません。しかし、いっぽうで私たちの免疫力や抵抗力を落としてしまうという側面があるため、すべて根本的な対策ではないのです。

あらゆることを「人まかせ」にした結果、さまざまな問題がおきている

その結果、マスクの着用率、ワクチンの接種率も、一時は「世界一」ともいわれてきた日本ですが、感染の拡大がその後も続いてきたことはみなさんが経験したとおりです。

くり返しますが、何かに頼ること以上にもっとも有効な対策は、感染に対するみずからの

力を上げること、すなわち「自己軸」の対策なのです。

このように、今の世の中の大きな問題には、

「自己軸を失っていること」

「他者軸に依存しきっている」

ということがあると思います。医療に限らず、生活、政治、経済、農業、教育などのあらゆる分野でもそうなっています。

本来は人まかせにしてはいけない大切なことなのに、社会全体のあらゆるところまで人まかせにしていることが見受けられます。それが、社会のさまざまな問題を引きおこしている要因であることは間違いありません。

より自然に近づくために、築60年の古民家へ転居

いっぽうで、私がこれまで実践してきた自給自足の生活とは、自己軸を高める暮らし方をするということになります。

自己軸を高めるとは、「自分で考えること」「自分で行動すること」「自分の力で問題と向き合うこと」「自分で責任をとること」などになります。

このように考えると、「まだまだ自分にできること、やりたいことがある」「より自然を豊

かに感じる暮らしに近づきたい」という思いが、しだいに強くなりました。

そして、このたび、理想的な環境の場所に巡り合うことができ、転居することになったのです。ご縁があり、のどかな里山にたたずむ、築60年の古民家を譲り受けることができました。森の中のような鳥のさえずりが聞こえ、たくさんの生きものたちの息吹を直接感じられる穏やかなところです。

棚田や畑に加え、雑木林もあり、少し整備すれば沢に水が流れそうです。新しい生活はまだ始まったばかりですが、次々にイメージが生まれ、なんでもできそうな気持ちにさせてくれます。

転居とはいっても引っ越し先はすぐ近くの隣町で、医師としての職場である七合診療所への勤務は今までどおり変わりません。

自然に沿った暮らしで見えてくるもの

自然に沿った暮らしをしていると、あらゆることが広く見えてきます。自給自足を実践することが、さまざまな問題を解決するためのひとつの策であり、第一歩になりうることも実感しました。

そして、暮らしにおいて何が正しいということはなく、答えなどありません。１００人いれば100とおりの答えがあり、「こうするのが正しい」というものはないのです。

私自身も衣食住から子育てのことまで、日常のなかで、「どうやって生きればいいのか」ということを、ただ確かめたくて実践してきたのです。

ですから、本書にある私の暮らしのまねをしてくださいというわけではありません。それぞれが、自分なりのやり方で、自然に沿った無理のない生活を考え、実践し、楽しく、健康に暮らしていただければと思います。

普段、患者さんと接したり、人と話をしたりしているなかで感じるのは、多くの人はすぐ前の結果だけを求める傾向が強いということです。

本当は自分のことだけでなく、子どもや孫、家族、地域、日本、さらにはほかの国の人たちにまで視野を広げて、先のことを考えるのが今を生きる人間の責任でしょう。

また、人間だけではなく、動物、植物、微生物、さらには地球そのものにとっていいことは、自分の健康にとっていいことになると思います。それが自然に沿うということの本質になります。

何が正しいのか迷ったときにも、広い視野、長い目でそれが与える影響を考えれば、ぶれたり、流されたりすることなく、さまざまなことを選択することができるでしょう。

本書で紹介している種麹《たねこうじ》や調味料をはじめとする手づくりの品や、わが家の食卓に並ぶもののなどのつくり方は、2018年に刊行し、出版社の事情で絶版となった書籍のために記したものがおおもとになっています。そのうえで、今回の書籍化にあたっては、全文を見直し、加筆したものとなります。つくり方などの文章についても、今一度手順を見直し、つくりやすい表現への変更を心がけたつもりです。

本書では、今後も地域医療に従事していくなかで、医師として変わらず大切にしていきたいこと、新たに挑戦していきたいこと、私個人としての思いを今一度振り返りながら、新しく訪れる社会に向けて、これから目指す方向性を示したいと思います。

2023年、夏　本間真二郎

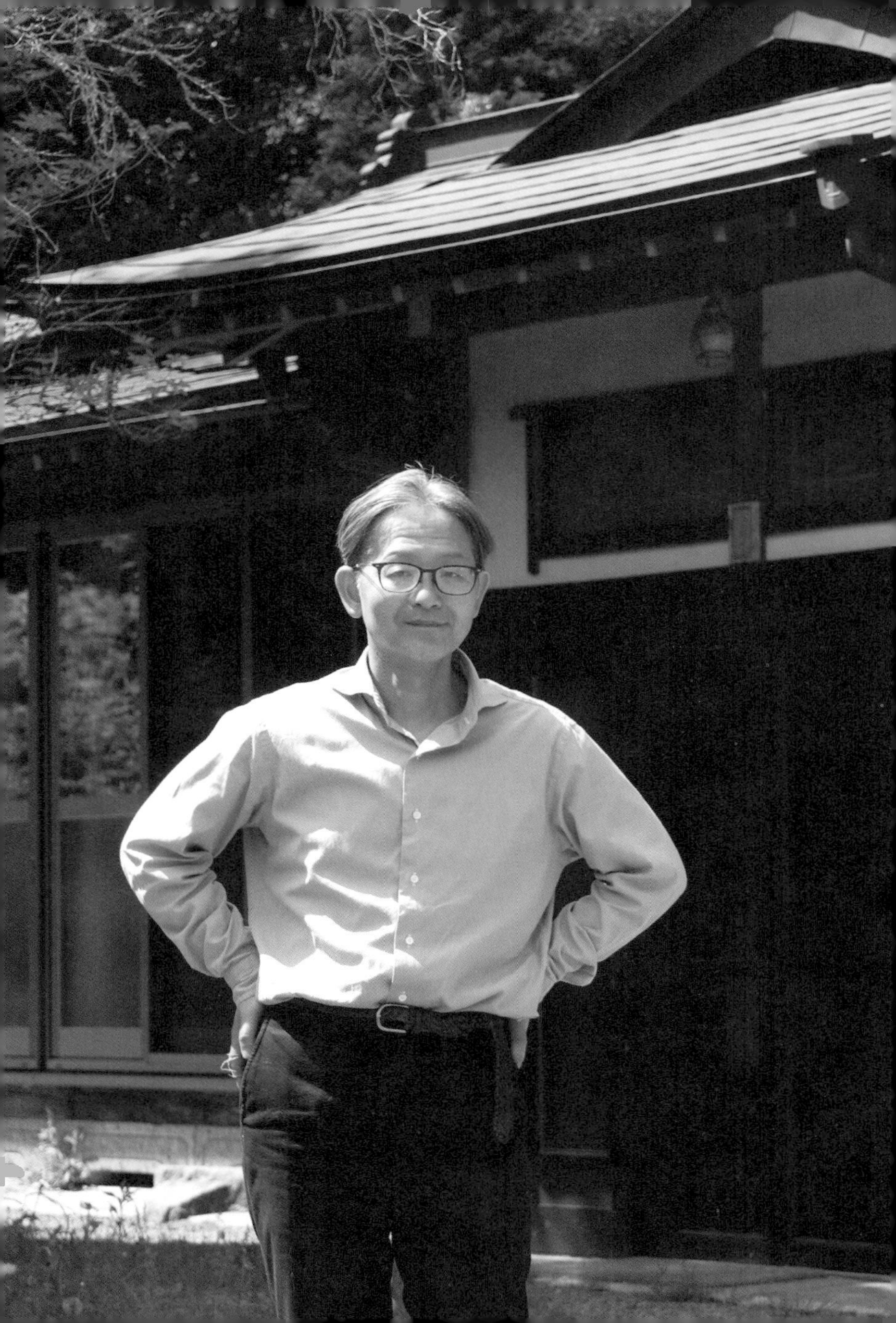

目次

本書で紹介している料理の材料やつくり方で表示している分量は、
「小さじ1＝5㎖」「大さじ1＝15㎖」「カップ1＝200㎖」となります。

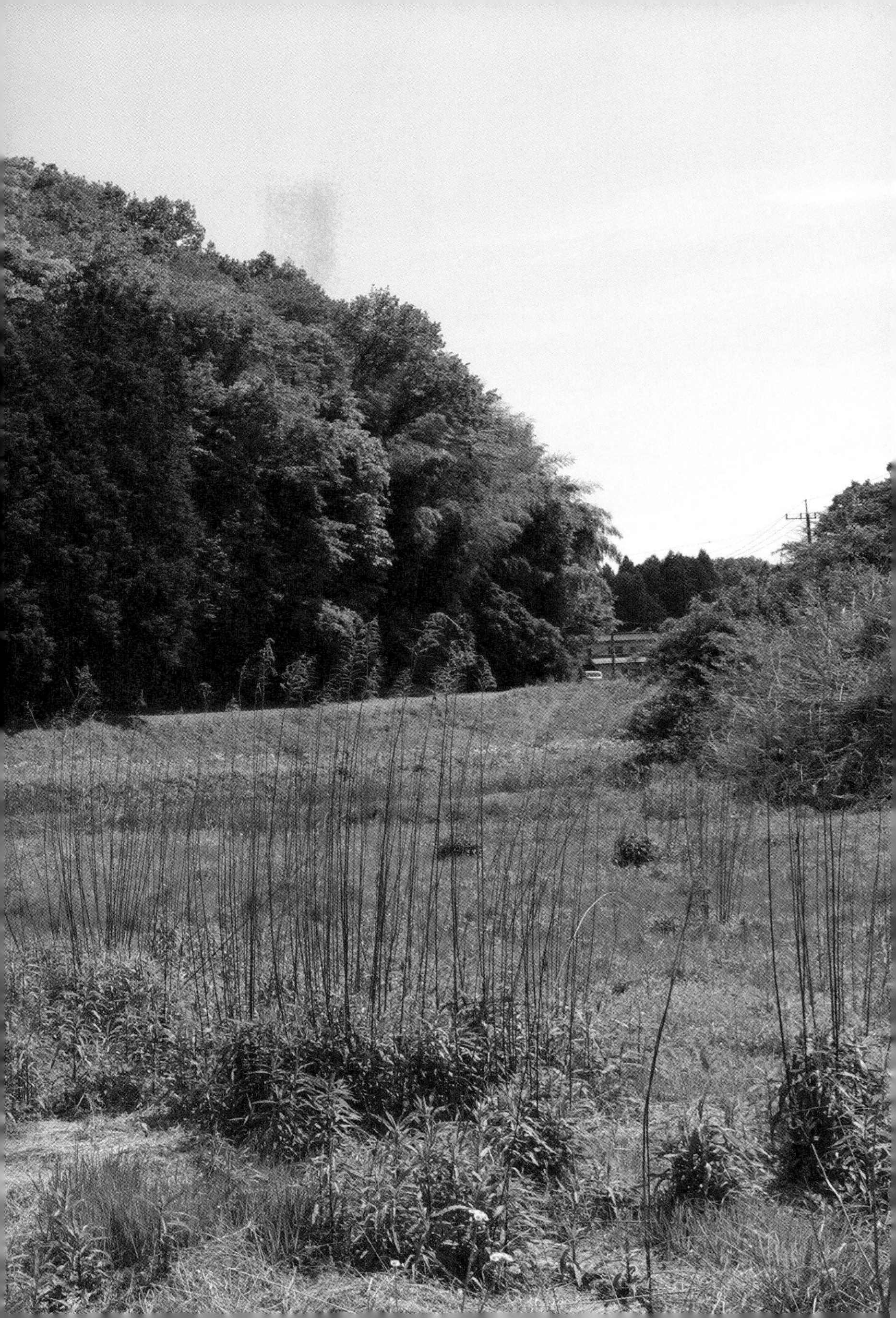

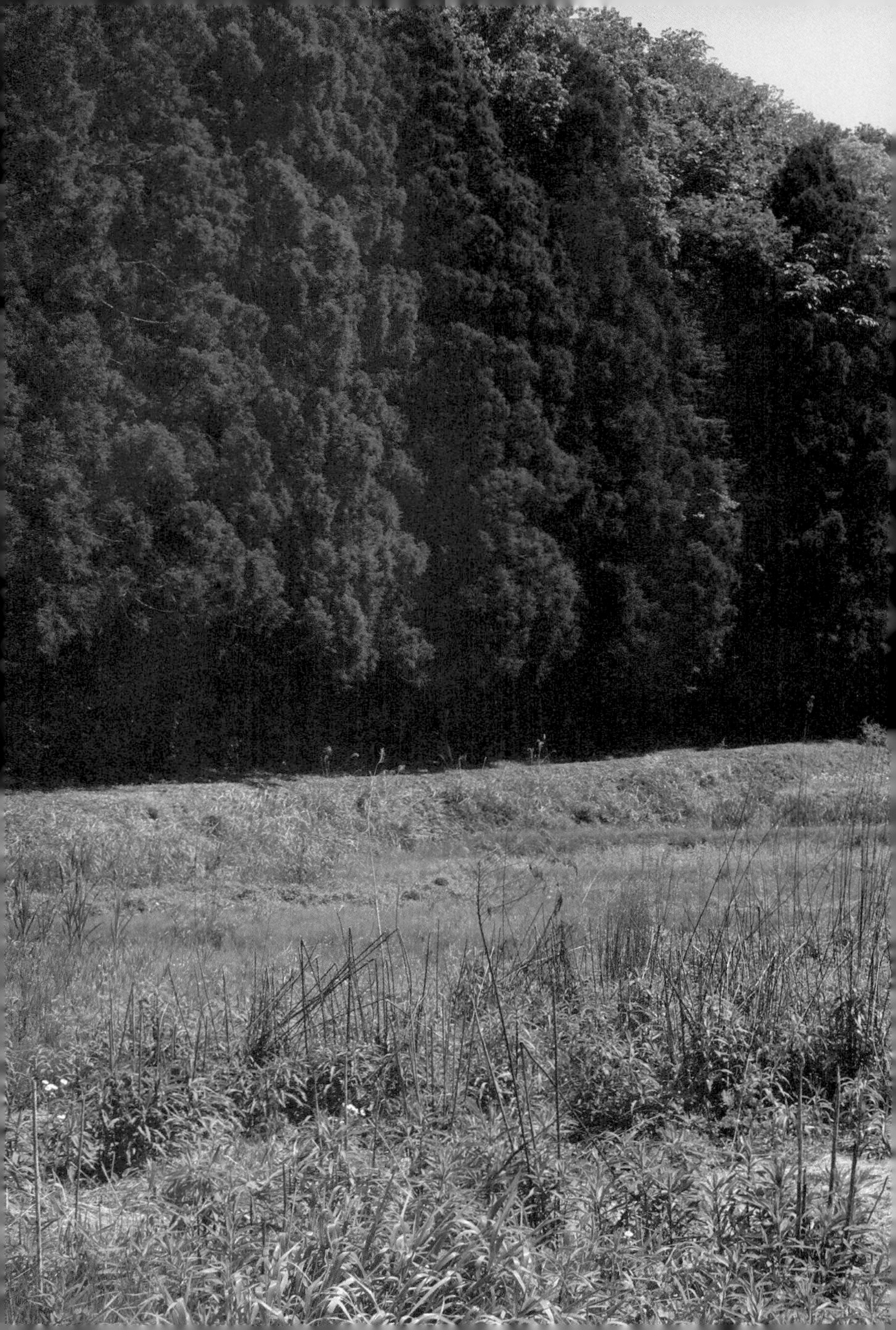

第1章

できる限り、人まかせにしない生き方へ

「自然に沿った暮らしをしましょう」を発信してきて

私はこれまで、全国各地の講演会やセミナー、合宿、本、SNSなどさまざまな形で情報発信をしてきました。

私がこれまでの活動で一貫して伝えてきたことは、たったひとつのシンプルなこと、すなわち「自然に沿った生活をしましょう」ということになります。

私は医師ですので、このことをおもに「医（病気や健康）」の観点からお伝えしてきました。つまり、「自然に沿った生活をしていれば病気にならない」「病気の人でも改善する」ということです。

ほかにも、「食」「農」「微生物」「病気」「感染症」「ワクチン」「免疫」「発酵食品」「自律神経」「心（精神）」「デジタル社会」など、あらゆるテーマについてお話しさせていただいていますが、「自然に沿っていればすべてうまくいく」ということを一貫して伝えています。

しかし、「自然」「自然に沿う」と、ひとことでいっても、人によりまったくイメージするものが異なります。

ある人は、「農薬や不自然な添加物を使わない食事」を心がけるかもしれませんし、別の人は「都会を離れて田舎でスローな生活をすること」を考えるかもしれません。あるいは、単に山登りや海に行くことなど、自然とふれ合う機会を増やす人もいるでしょう。もちろん、これらのいずれであっても、少しでも本来の自然に近い生活は、私たちの心身を整えてくれると思います。

身のまわりの微生物にダメージを与えない生活

私は「自然に沿った生活」とは、難しく考えずに「腸内細菌や自分の身のまわりの微生物にダメージを与えない生活と考えればいい」と、シンプルにお伝えしてきました。

その、腸内細菌ですが、以下のように健康に関するあらゆることに関係しています。

●病原菌の排除　●消化・吸収の補助　●あらゆる栄養素の供給
●有害物質（農薬、添加物、発がん性物質、放射能など）の分解
●免疫系の調節　●大脳活動・精神状態の安定
●病気や障害（アレルギー、自己免疫疾患、生活習慣病、がん、うつ、発達障害など）の予防

このように、腸内細菌は人の健康にとってもっとも大切であり、あらゆる生命活動を根底から支えています。

また、作物を育てる農業においても、いちばん大切なのは土であり、土の中の微生物になります。土の中の微生物が健全であれば、農作物はよく育ち、虫など病虫害を受けることも少なくなります。つまり、農業における土は、「人における腸に相当する」と考えるといいでしょう。そして、人の体内も土の中も、自然の摂理と法則に沿って動いており、このしくみは、地球全体に広げて考えても同じようになっています。

何事も、腸内細菌や微生物によいかどうかで判断する

腸や土、環境（地球）のいずれであっても、もっとも根底で自然のシステムを支えているのはそのなかの微生物なのです。ですから、どのような生活が自然に沿っているかは、「腸内細菌や、まわりの環境（微生物）によいかどうか」、逆にこれらに「ダメージを与えないかどうか」で判断すればいいのです。

その意味で、農薬や除草剤、添加物、加工食品、そのほかの化学物質（塩素、フッ素、薬剤）、滅菌・除菌・抗菌グッズ、遺伝子組み換えのもの、放射能などはなるべく避けたほうがいいでしょう。いずれも腸内細菌や地球の微生物に大きな影響を与えるからです。

このように考えれば、「どのような食事や生活をすれば、健康によいか」が簡単に判断できます。そこに難しい理論や理屈は必要ありません。

自然に沿った生活での成長は「自他」を統合すること

さて、自然に沿った生活の意味を考え、伝え、実践してきたなかで、とても大切な「もうひとつの核」になるようなことが見えてきました。

それは、人間の成長は、すべて「自他の統合」にあるということです。ここでの「自他」とは、「自己軸」と「他者軸」のことで、その統合を進めるのが私たちの生きる道であり、本来の自然に沿った道であるということです。少しくわしく説明したいと思います。

まず、基本的な「自己」と「他者」の関係から説明します。

人であっても、ものであっても、自分にとって世界で唯一、ほかとは異なる特別な存在があります。自分自身です。これを「自己」といいます。

自己だけが、人間が生まれてから死ぬまでずっと、自分としてコントロールできる唯一のものになります。そしてそれ以外の存在のすべて、自分の外にあるものを「他者」といいます。つまり「自分だけが自己」で、「自分以外のすべて（他人や動物、植物、微生物、物質、地球、宇宙も）は他者」になります。

重要なのは、自己と他者は「基本的に向かい合う反対の関係」になっているということです。私がだれかと会話するときは、私（自己）とだれか（他者）は向かい合っています。私が100人の前で講演するときも、私と100人の他者が逆向きになっています。

私がりんごを見るときも食べるときも、私とりんごは反対になっていますし、私が星を眺めているときも、私と宇宙は対峙しているのです。

このように、「自己と他者は必ず対」になっており、さらに反対の関係になっているということが大切です。人間関係においても、自分だけが自己であり、たとえ夫婦や親子の関係であっても相手は他者になります。

通常、夫婦や親子は同じ方向を向いていると、あたりまえに考えています。しかし、本当は「向かい合う反対の関係」になっています。相手に「何かを言う」「する」ということは、相手からすると「言われる」「される」ことになるのです。

ですから、本来は他者であり、まったく違う方向を向いている関係のなかで、もし、同じ方向を向いている部分、たとえば同じ目標をもって、同じものを食べて、労わり、補い合う関係を築けているなら、それは、まさに「ありがたきこと」＝「滅多にないこと」になります。あたりまえのことではなく、ありがとうと感謝を伝えるべきでしょう。

また、時節の変化とともに、人間の関係性も変化していくのが自然の摂理です。親子であれば、いっときも離れず一緒にいた期間から、成長とともに変化し、子どもたちは自立し、社会でみずからを生かしていくようになります。

その変化や違いを認めて尊重し合う。そのうえでそれぞれを生かし合い、発展させていくことこそが、本当の自他の統合と考えます。

「他者軸」とは社会など外から受ける力により、自分の考えや行動に制限をかける働き

次に、自己軸と他者軸を説明します。

自己は「自分の考え」や「やりたいこと」をもっています。これを「自己軸」と表現します。これに対して、それをおさえる力としてかかるのが「他者軸」になります。他者は、自分以外のすべてですので、本当は宇宙全体ということになります。しかし、これでは大きすぎてイメージがつきませんので、まずは社会と考えるとわかりやすいでしょう。

まず他者軸についてです。他者軸とは何かというと、社会からの方向性であり、自分の外から受ける力で、自分の考えや行動に制限をかける働きということになります。なぜ他者軸が「自分を制限させる働き」になるかというと、自己と他者はどのような局面でも向かい合った反対の関係になっているからです。

もうひとつの自己軸とは、「自分のやりたい方向性」であり、「自分を出す」「表現する」「ふくらませる」という働きになります。

人間は本来、「自分を外に出すこと」「表現すること」が喜びです。そして、そのことにより自分を成長させることができます。人が生まれてきたもっとも大切な意味は、そこにあるといっても、いいすぎではないと思います。

ですから自分を表現できないことは、あらゆる病気の種になります。「自分を表現できないこと」＝「自己軸がない」、あるいは「自己軸を出せない」ということを意味します。

もう少しわかりやすく説明します。生まれたばかりの子には自我がありません。やがて自我が芽生えて、自分の考えである自己軸が表れるようになります。そしてまずは家庭のなかで、その後は、学校生活のしつけや教育の場面で、「わがままで、なんでもありな自己軸」が暴走しないよう、自然と「圧」がかかり、自分のあり方を調節していきます。

つまり、「自己軸を出す」→「圧がかかる」→「コントロールする」。これをくり返しながら、思春期に向けて「自分とはこういう人間である」というアイデンティティが確立していきます。

次に、親から自立して、社会に入ってからも、この子ども時代に構築した自己軸であるアイデンティティが通用するのか、試されてきます。他者である社会に対して、自分が出した自己軸に対して、それを評価する他者軸がかかるのです。

「自己軸を出しつつ、他者（社会）にもまれて、自己をコントロールしていく」

そうやって人は自分を完成させていきます。人生は、自己軸を確立し、それを出していかなければ、その人のストーリーは始まりません。

自己軸はリアルで、他者軸はフェイク

自分にとってはこの自己軸だけがリアルであり、他者軸は本当の自分ではないフェイクになります。まずは、自分の言いたいこと、やりたいことを出す、それを「押しとどめようとする力が働く」ということが大切なポイントです（図A）。

つまり人間はつねに自分の本当にやりたいことと、それをおさえる力の間で揺れていることになります。そして、このような状態の場合に、対処の仕方によって次の3つのパターンに分かれることになります。

1＝「自分の意見」などをおさえ、自分がなくなってしまうパターン

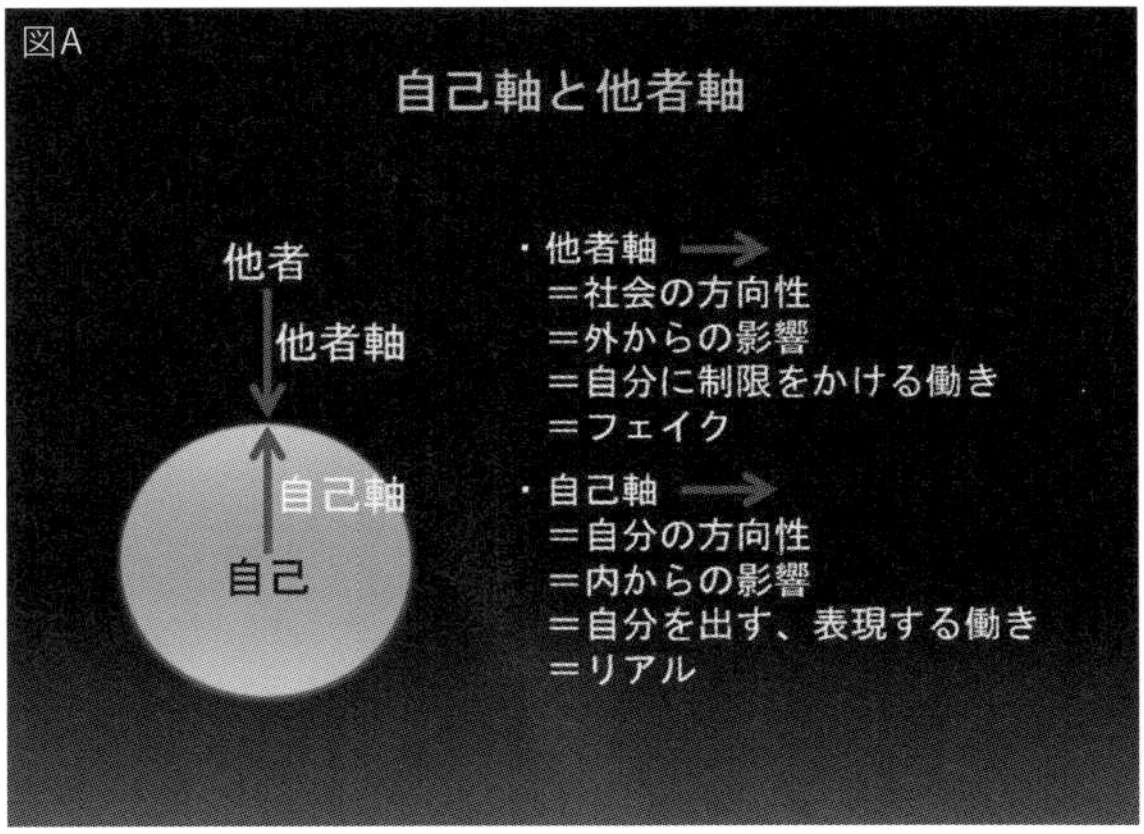

ひとつ目は、「自己軸である自分の意見や、自分のやりたいことを消してしまうパターン」です。自己軸と他者軸が向かい合っている状態で自己軸を消してしまうと、自己は他者軸に押しつぶされてしまいます。この場合の自己は成長するどころか、小さな点になって消えてしまいます。この状態を「自己軸を失った自己」といいます（図B左下）。

「みんながワクチンを打っているから打つ」「マスクをつけているからつける」など、ただ「みんなと同じことをやる」ということも、「自己軸がない」ということになりますね。

最近の子どもたちに多い傾向ですが、本当の自己軸ではなくて、親のコピーになっていることや、「社会に合わせることが自分になっている」、そして「そのまま、おとなになっている」場合が見受けられます。自分を出して、おさえられたら、それを統合するのではなく、そのまま学校や社会や、親の言いなりになってしまって

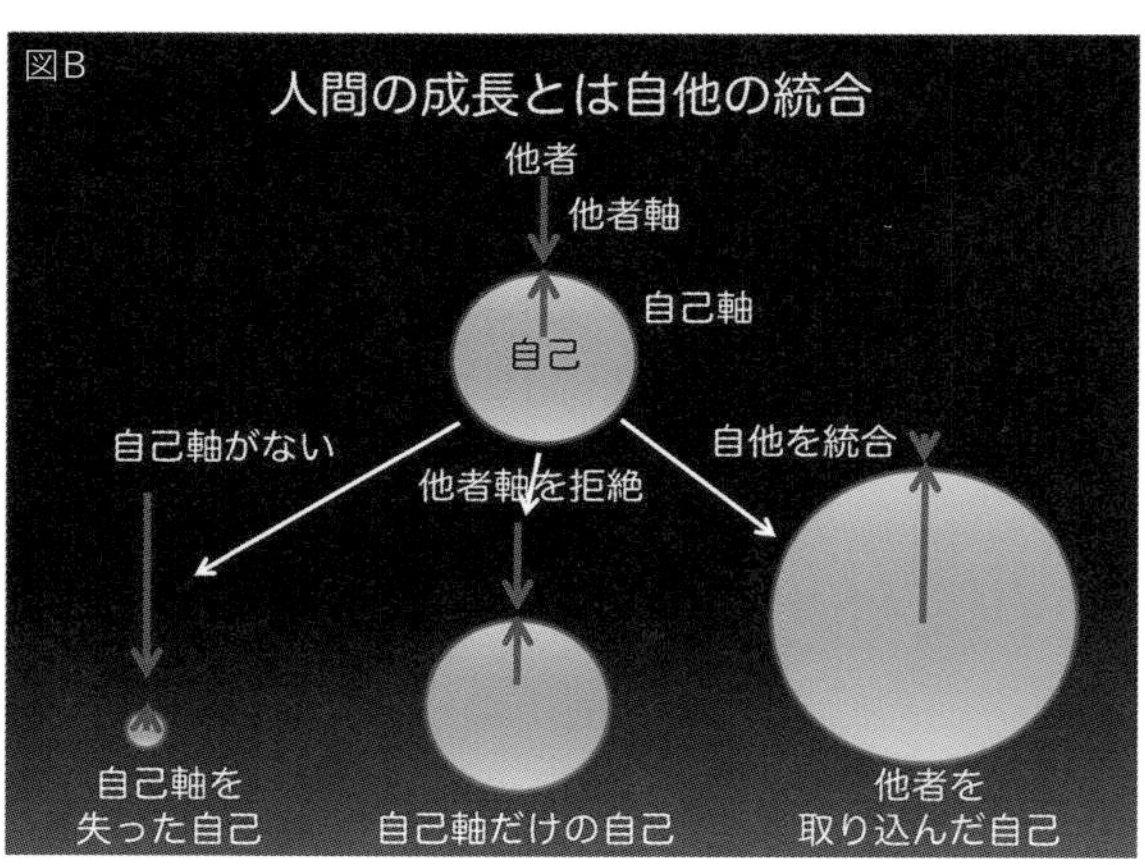

いるのです。

おとなであれば、相手や社会に合わせようとするあまり、自分の意見や考え、そして行動を、ただおさえてしまうということです。この状態では他者との衝突がないため、自己は一見、「とても過ごしやすい環境にある」かもしれません。しかし、これは自分を表現していくという自己の本来の目的とは反対の方向性になります。

ただ、まわりや、みんなのやっていることをなぞるだけでは、個性や多様性のないロボットのような生き方をするということです。

もし、ほかの人とまったく同じ考えをもち、同じ行動をするなら、その人はなんのために生きているのでしょうか。コンピュータやロボットと置き換わった場合と、違いがあるでしょうか。

今、現代人の多くが、こうした状態になっていると感じています。

自分の考えや行動を尊重することは、決まりを守らないことや、相手のことを考えないで行動する、つまり自分勝手なことをすることとはまったく異なります。みんなが、それぞれの個性や得意なことを出し合うほうが、本当にすばらしいものを生みます。

私は、現代社会の問題の多くは、この自己軸がない、あるいは自己軸をもっていても、それをおさえ込みすぎているということにあるのではないか、と考えています。

2＝他者軸を拒絶し、「自己軸だけの自己」にとどまるパターン

自己軸を抑制する他者軸がかかったときの対処のふたつ目のパターンは、他者軸のほうを消してしまう場合です。この場合、たとえ他者軸である他人や社会からの意見や要求を無視したとしても、社会は存在し続けますので、結局、他者軸がなくなることはありません。つまり、はじめと状況は変わらないまま、自己軸である自分の考えや意見に固執し続けることになります（30ページ図B中央下）。

このふたつ目のパターンでは、自己が維持されている分、ひとつ目で説明した、「自己軸である自分の意見や、自分のやりたいことを消してしまうパターン」よりは、まだよい状態かもしれません。

しかし、人はほかの人の意見なり考えをまったく取り入れないと、自分は維持していますが、図B中央のケースのようにそのままの状態にとどまり、その人に成長はありません。そればかりか、知らず知らずのうちに周囲に被害を与えることもあるでしょう。

3＝自己軸を確立し、「他者軸を取り込んで成長した新しい自己になる」パターン

最後の3つ目のパターンが、自己軸と他者軸を統合する「自他の統合」になります。これ

は、はじめの自己軸を失った自己のパターンの逆を行うことになります。すなわち、「他者を取り込んだ自己」になるということを意味します（30ページ図B右下）。

他者を取り込むと、自己が拡大し成長していることがわかります。つまり、自他の統合とは、自己軸を消すのでも、他者軸を消すのでもありません。「他者軸を取り込んで成長した新しい自己になる」ということなのです。

自分の意見や考えを押し殺して、ただ他者の意見にしたがうのでもなく、また他者の意見を完全に突っぱねるのでもありません。他者の意見を理解したうえで、自分の考えをどのように生かし表現していくかが大切なのです。

自然派の医師を例にした「自己軸」と「他者軸」の統合

たとえば、私は自然派の医師を名乗っており、なるべく西洋薬や注射に頼らない医療をおすすめしています。

しかし、いっぽうで私は西洋医学を否定しているわけではありません。西洋医学は対症療法であり根本治療ではありませんが、役に立つこともたくさんあります。

ですから、普段はなるべく自然に沿った病気になりにくい生活を送り、病気になったときにも身のまわりにあるものを使った「自然なお手当」をすすめますが、ときには、西洋医学の考え方や薬も取り入れた治療を提案します。

自然派の医療にだけ固執するよりも、それをベースにしながら、ときには西洋医学の力も利用することで、とても幅のある大きな医療を行うことができるのです。

「他者軸」は必要があり、かかってくる

さて、他者軸を取り込んで成長した自己になると、自分の考え方である自己軸も成長していきます。そうなると、今度は今までかかることのなかった、「その成長した自己軸に見合う新しい大きな他者軸」がかかります。次に、その自己軸と他者軸を統合することで、さらに大きな自己に成長します。

他者軸は自分をおさえる力ですので、じつをいうと、ストレスが発生するきっかけです。しかし、この自分をおさえる力が、もし最初からまったくなければ、人間は暴走するか、怠惰になってしまいます。

だから、他者軸は絶対に必要があってかかっています。また、これがかからないと、そもそも自他の統合ができませんから、人は成長しません。

まずは「こう思っている」「こういうことが好き」を表現する

自他を統合することは、自分のなかで自己軸を確立してから、「それを出すこと」「表現すること」が必要になります。「自分の考えがない」「おさえてしまっている」という他者軸が強い傾向にある場合は、まず自己軸を出していくことから始めましょう。

自分の考えや意見をしっかりともつということなのですが、「自分はこう思っている」「こういうことが好き」と表現してみましょう。そういうことを踏まえて社会生活、日常生活を送っていると、ヒントとなることがたくさん出てくるはずです。「本当にこのままでよいのか」と問われるようなことが、自然におきてくるはずです。

それらの過程を経て、「ほかとは違う」「自分だけの自分」になるのです。自分だけの自分であることが、個性であり、多様性のひとつであり、まずはそこによい悪いはありません。

自分がよいと思うことも、反対側から見れば悪いことになります。逆も同じです。自分からは悪に見えても、反対側からは善に見えるかもしれません。そこには「どの方向から見るか」という方向性の違いしかありませんが、方向性があることが真の多様性になります。

そして、重要なのは、自他の統合だけが人間を成長させることです。

以上の説明は、日常生活での自己と他者の関係を精神的な側面から紹介したものですが、身体面やそのほかのあらゆる側面から見ても同じです。このことをいくつかの具体的な例で説明していきます。自他の統合のわかりやすい例を4つあげて、説明していきます。

自他の統合の例1＝腸内細菌の確立

くり返しになりますが、人の健康をもっとも根底で支えているのは腸内細菌になります。とても大切な腸内細菌ですが、生まれる前に胎児としてお母さんのおなかの中にいるときの腸内は無菌の状態であり、そこに腸内細菌はいません。腸内細菌の確立は、お産の途中から、周囲の細菌を取り込むことで始まります。

生まれてくる赤ちゃんのからだを自己とすると、外から他者としての腸内細菌がやってくることになります。

人間は外からの感染に対抗する力として、免疫力を自己の力としてもっています。もしこの自己軸としての免疫力がまったく働かなかったら、腸内細菌とはいえ細菌なので肉のかたまりと同じように、われわれの肉体は食べられてしまいます。ですから、自己軸を消去してしまうと胎児は死んでしまうことになります。しかし、この自己軸としての免疫力は、「無意識（自然）がコントロール」していますので、何もしなくても働いてくれます。

そこで、自己軸である免疫力が他者軸である菌とやりとりをして、ただ排除するのではなく、必要なものを受け入れ、統合されることで、私たちのからだに腸内細菌として棲みつくことになります。

この腸内細菌が確立する過程で、もし免疫力が外からくる菌を、完全に排除してしまったらどうなるでしょうか。この場合、私たちのからだは、自己として自分のからだは維持することになりますが、腸内細菌のない単独の存在ということになります。これは、一見自分のからだを守ったように見えますが、健康にとってもっとも大切な部分を支えている、腸内細菌のないまったく弱いからだ、成長しないからだなのです。

このように、自己軸である免疫力を消すのでも、他者軸である腸内細菌を排除するのでもなく、「取り込んだ新しいからだ」になることが腸内細菌の確立であり、「自他が統合している」ことになります。

自他の統合の例２＝免疫系統の確立

次に腸内細菌ではなく、感染症をおこす菌やウイルス、人が通常は敵だと考えている病原体が外からやってきたとしましょう。

インフルエンザウイルスでもコロナウイルスでも風邪のウイルスでも、肺炎球菌でもどれでも同じです。外からやってくる病原体に対して、もし自己軸である免疫力がまったく働かなかったら、先ほどの腸内細菌と同様に、私たちのからだはすぐにこれらの菌なり、ウイルスなりにむしばまれて、死んでしまいます。

しかし、病気に対抗する力としての自己軸である免疫力は、無意識の自然の力で働いていますので、通常は外からの他者軸である病原体を排除します。

腸内細菌の場合は、最終的に共存という形になるのですが、自分に害をなし共存できない病原体は排除することになります。いずれにしても、まずは統合という外からきたものを受け入れるという過程が大切で、共存するか排除するかは結果の違いがあるだけです。

私たちの免疫力も、日々他者と接触し「自他を統合」している

赤ちゃんは手に触れたもののすべてを口にもっていきますね。つねに自分の身近にあるものをまったく拒むことなく受け入れて、確認しようとする自然の働きによるものです。結果、あきらかに害のあるものに対しては、免疫系が記憶して、次回からはすみやかに対処が行われます。

また、病原菌の排除の過程で、発熱や頭痛、せきなどのさまざまな症状が出ます。これは局所や全身に炎症がおこるためです。整体の野口晴哉氏の提唱した「風邪の効用」という考

え方があるように、自己軸である免疫力が病原体という他者軸を乗り越える過程で、からだの傷んだ部分を修復しているとも考えられます。

さらに、もし外からの感染がまったくやってこなかったらどうなるでしょうか。じつは、この場合は私たちの免疫系は、まったく育たないことになります。

私たちの免疫系は、生まれたときから毎日毎日、自分の身のまわりの菌やウイルスを取り込んで、やりとりをくり返すことで少しずつ完成、維持していくのです。自己軸である免疫系が健全に発達、維持し暴走をおこさずに働くためには、つねに他者軸としての微生物に接触して、自他を統合する必要があるのです。

じつは、微生物を排除しすぎているために、免疫系の統合が成熟していないことが現代病の爆発的な増加につながっていることは、これまでにもくわしく述べてきました。このように見ていくと、免疫系の発達、維持も自他の統合の過程であることがわかります。

自他の統合の例３＝病気と自然治癒力

私は、ほとんどの病気は、「不自然な日常生活のあたりまえの結果として表れる」と説明しています。ここでは、自他の統合を考えるために、自分を押しとどめる力、つまり、他者軸として「外から病気がやってきた」として説明してみます。

この病気という他者軸に、対抗する力や、治す力として働くのが自己軸としての自然治癒力です。病気がやってきて、もし私たちにそれに対抗する力が働かなかったら、つまり、自己軸を消去してしまったら、どんなに軽い病気でもたちまち私たちは死んでしまいます。

しかし、くり返しになりますが、からだは無意識がコントロールしていますので、通常は自然治癒力が働きます。ちなみに、自然治癒力が働くときに出るのが症状になります。

体温が高くなるほど免疫力が上がるため、病原体が入ってきたときに免疫力を上げるために熱が出ます。これは、インフルエンザなどの病原体が熱を出しているのでなく、病原体などに対抗するために、私たちのからだが体温を上げているのです。

同じように、からだに悪いものを食べた場合に、吐いたり、下痢をしたりすることで、その悪いものを出そうとする症状が出ます。たとえば、気管に異物や痰《たん》が入ってきたから、それを出すために出ているのがせきになります。

このように、症状が出ているということは、自分が治ろうとしている自然治癒力が発揮されているということなのです。症状はつらいものですが、必要があって出ているのです。

病気の原因となった日常生活をあらためるのが根本治療

西洋医学は対症療法です。対症療法とは症状をとることや、検査の値をよくする治療になります。今、目の前にある問題を解決しようとすること、つまり結果にアプローチする治療ということになります。

熱があれば熱を下げ、下痢や嘔吐、せきなどがあれば、それらをおさえる薬を使います。血圧や血糖、コレステロールの値が高いときは、それらを下げる薬が出されます。

また、がんが見つかればとります。もし、そのがんをとらなければ半年ほどで亡くなってしまうなら、だれでももとることを考えますね。対症療法としてはまったく間違っていません。そして、手術で無事に取り除くことができたとします。もちろん、がんがなくなったことはよいことに違いありません。が、この場合、病院では「退院して大丈夫です。もとの生活に戻ってよいでしょう」と言われるようなことが多いのではないでしょうか。

しかし、この「もとの生活の積み重ね」ががんをつくっているとしたらどうでしょうか。すべての病気は「不自然な生活の結果」から表れているのですから……。

このように、西洋医学は原因にはアプローチしません。原因にアプローチする治療が根本療法になります。原因にアプローチするとは、「なぜそうなったかにアプローチする」ということです。がんができたのなら、「なぜがんになったのか」、わかりやすくいえば、「がんにならない」「がんが再発しない」「がんが転移しない」生き方を指導するのが根本療法になります。

もちろん症状はつらいものですし、すべての対症療法に意味がないわけでもありませんので、この症状をとる治療である対症療法を否定しているわけではありません。薬や注射、手術などは、自然治癒力をそいでしまうという側面がありますので、あくまで「対症療法という手段のひとつ」として理解し、根本治療である日常生活を整えることを目標にしていくことをおすすめします。

自然治癒力という「自己軸」で病気を乗り越える

このように見ていきますと、現在多くの人が病気のときに何をしているでしょうか。現代では、病気やなんらかの症状がある場合、薬局で薬を買ったり、病院を受診したりすることがあたりまえになっています。

これは、自己軸として働く自分の力である自然治癒力のかわりに、自分以外の力である薬や注射、あるいは手術という他者の力を借りて対処しているのです。

本来は病気に対して、自然治癒力という自己軸で乗り越えることで病気を克服した強い自分、成長した自分になります。ある意味、そのために、あるいは、日頃の自分の行いを正すために、病気がやってきていると考えてもいいかもしれません。

ワクチンなど、自分以外の力で病気を未然に防ぐことの意味

次に他者軸である病気自体がはじめから、こないようにすることはどうでしょうか。自分の日常生活を整えるなど、自分の力で病気自体を未然に防ぐ、あるいは病気をスムーズに経過させるのが本来の正しいあり方になりますが、これも現代では、ワクチンなど自分以外の力に頼ることが多くなっています。

もちろん重篤な感染症や病気などを防ぐためのワクチンに、まったく意味がないとはいいません。しかし、今の西洋医学の主流である「どのような軽い感染症もワクチンで防ぐのがいいという考え方」には注意が必要です。おとなと同様に子どもであっても、ほとんどの感染症を自分の力で乗り越える力である免疫力や自然治癒力をもっています。他者軸がかかるから、自己と他者を統合して取り込むことにより成長するのです。

自分の力のかわりに、薬や注射などの力を使い、先まわりしてすべての病気がやってこないようにしてしまうと、自分は維持できるかもしれませんが、免疫系はまったく成長しないことになるでしょう。

このように、自己軸である自然治癒力が働かなくても、また他者軸である病気がやってこなくても統合がおこりませんので、強いからだに成長することが困難になってくるのです。

自他の統合の例4＝私たちの「食」

食べものを食べるということは、外からやってきた食べものと自分が統合していくことです。人間は食べものを食べないと、子どもでは成長できませんし、おとなでは自分のからだが維持できません。とくに説明がなくても「食」が、自己と他者が統合していく「自他の統合」であるということを、直感的にとらえることができるのではないでしょうか。

食べているものが自分と統合していくのだったら、大切なのは何を食べるかということになります。自然に沿ったものをとるのか、いっぽうでは、添加物だらけ、農薬だらけ、放射能のもの、遺伝子組み換えのいわゆる不自然な食べものを無制限にとるのかということです。

何かを食べる（吸う、飲む、塗るなども同様ですが）ということは、それと自分が統合して自分のからだになっていくということを意味します。

また、自分が食べものを選択するときに、「どのような自己軸」（考えやコンセプト）に基づいているか、ということでもあります。

よいといわれるものを食べ、化学物質をいっさいとらないようにしても、そこにある思いや、いちばん身近である他者（家族など）が、どのような状態であるかを無視したり、排除したりしてはいないでしょうか？

心身ともに「おいしい」と思えているでしょうか。その食べものにまつわるあらゆるもの、環境、人に感謝することができているでしょうか。そこがずれていては、「食に関する自他の統合が不完全」ということになるでしょう。

病気のすべての原因は日常生活にある

からだは無意識が自然の法則にしたがって動かしていますので、自分と食べたものの統合の結果が「あたりまえの結果」として、健康なからだを維持したり、病気になったりするということになります。

ですから、病気のすべての原因は日常生活にあるということを、私はいつも強調して伝えています。このように、日常におこるとても些細なことから、重要なこと、さらには人生にかかわる大きなことまで、人間の成長はすべて自他の統合なのです。

統合すればするほど成長し、この統合をくり返すことで、人間はどこまでも大きく成長できるシステムが、はじめからできています。

そしてこのシステムをつくり上げているのが、自然のシステムの本質なのです。自然に沿うとは、自分の考えで行動し、その結果として表れる状態を統合して、自分がどこまでも成長、拡大していくことを意味します。

第2章

これから訪れる社会の変化と「自他の統合」

これから訪れる社会とは

次に、私が予想する「これからの社会」の大きな変化について説明します。内容は、現時点では突拍子もないことのように思われるかもしれませんし、事実を理路整然と解説していくという、私のスタイルからもかけ離れているように感じるかもしれません。

私は、子どもの頃から手塚治虫の漫画『鉄腕アトム』に出てくるようなSF的な近未来を想像するのがとても好きでした。しかし、それが正しいことなのか、よくないことなのかなど、実際にどのような意味をもつのかはよくわからないままの、漠然とした憧れのようなものだったと思います。

デジタル技術の急速な発達により、現実が想像を超えるレベルで変化し、まさにかつてはSFであったような世界に向かっています。

そして、その意味が私のなかではっきりとしましたので、くわしく説明していきます。これは、今回、あらためて転居することになった大きな理由でもあります。

デジタルトランスフォーメーション（DX）の時代の変化とは

社会はつねに変化しており、これまでも古いものはなくなり、たえず新しいものに変わっていくということをくり返して、人類の歴史は刻まれてきました。しかし、まもなく訪れる社会の変化は人類が今まで経験したことがないほどの大きなもの、社会全体の構造自体が大きく変わることが予想されます。

現在おきている変化をもっとも端的に表現すれば、「リアル世界とバーチャル世界の融合」ということになります。

順を追って説明していきますが、まずはデジタルとアナログについてです。

デジタルとは「飛び飛びの値をもつ量」、アナログとは「連続した値をもつ量」をいうのですが、デジタル化とは、アナログである世界のあらゆるものを「数字に置き換えること」と考えるといいでしょう。

アナログをデジタル化する目的は、コンピュータで扱えるようにするためです。そしてコンピュータの発達につれ、さまざまな処理や解析を人間が行うよりはるかに高速に、大量に、正確に、自動的にできるようになります。

そして、現在行われていることは単なるデジタル化ではなく、「デジタルトランスフォーメーション（ＤＸ）」であることが強調されています。

トランスフォーメーションとは「変形、変質、転換」のことですから、ＤＸはデジタルを使い、今まで行ってきた物事の内容自体を変えてしまうことを意味します。

たとえば教育分野のＤＸでは、すでに、ひとり1台のタブレット端末が与えられ、ネットを使用したオンラインでの授業が始まっています。そのほかにも、動画やアプリを使った対話式のデジタル教科書、いつでもどこでも受けられる授業、ひとりひとり異なる個別の学習、あらゆる学習履歴のデータ化、クラウド化、ＡＩが補助する授業……など、今までの教育とは考え方から方法まで、まったく新しいものになると考えられています。

ＤＸによる変革が、人の営みや築き上げた文化を消す可能性

そしてこの変革（ＤＸ）は、例としてあげた教育の分野だけではなく、社会のほぼすべての分野で急速に進んでいます。重要なのはＤＸにより、今あるものにデジタルが追加されていくというよりも、「今までのものは消えてなくなっていく」ということです。消えていく可能性のあるものは、人の営みが今まで何千年にもわたって築き上げてきたものも含めたすべてになります。

たとえば、ＶＲゴーグルやスマートグラスのように、つけることで目の前に仮想のディスプレイや操作ボタンを登場させ、映像や音を出せるデバイスがすでにあります。

これらは、スマートフォン、タブレット、パソコン、テレビ、ラジオ、ゲーム、音楽プレーヤー、電子書籍、カーナビゲーション、家電のリモコンなどが現在していることを、ひとつ

のデバイスですべて行うことができます。普及すれば、これらの電化製品はすべてなくなっていくことになります。

なくなっていくものは、これらの日常生活に使っているものだけではありません。築き上げてきた文化や伝統、さらにはあらゆる芸術や匠《たくみ》の技など、人間というアナログが生み出す、微妙な違いや趣なども、あっという間に無機質なデジタルに置き換えられてしまうかもしれないのです。

変えられない流れは「超スマート社会」の到来

これはよい悪いではなく、日本を含めた先進国が先導し全世界が共通して向かっている方向で、多くの問題を抱えながらも「変えられない流れ」であると考えていいでしょう。

２０１６年に政府（内閣府）は「第５期科学技術基本計画」において、日本の未来社会のコンセプト、つまり、日本がこれから向かうべき社会として「Ｓｏｃｉｅｔｙ５・０」を提唱しています。

そこでは、超スマート社会という人間中心の社会を目指すと説明されています。「超」はあらゆる分野、「スマート」はデジタル技術の活用を意味しますので、社会全体をデジタル技術を使ってまったく新しいものに変えていくことが示されています。

2021年9月にデジタル庁が発足しましたが、「Society5・0」を強力に推進するために、政府主導により産学官が連携して進めています。

技術的にも、5G／6Gによる超高速通信システム、IoT（すべてのものとものを、インターネットで結ぶ）のためのあらゆるものへのチップの埋め込み、ブロックチェーン（新しいネット上のセキュリティシステム）、AI、量子コンピュータなど、「Society5・0」へと向かう基盤は完成しており、今後もますます進歩していくことが予想されます。はじめは視覚や聴覚、正確な計算や作業などデジタル化しやすい分野からになりますが、いずれは社会構造のすべて、つまり現実世界のすべてがデジタル化、DX化されていきます。

「メタバース」という仮想空間がますます拡大していく

現実の物質世界は、「現実空間（世界）」であり、「リアル空間（世界）」になります。いっぽう、コンピュータのメモリ空間は「仮想空間（世界）」であり、「バーチャル空間（世界）」になります。

これからおこるこれらの変化は、「リアル世界とバーチャル世界の融合」と表現しましたが、この融合とは、デジタルが現実の世の中にあふれていくこと、現実のものがデジタルに置き換わっていくことを意味します。

すでにオンライン上には「メタバース（仮想空間）」という、現実とは異なるもうひとつの仮想世界がつくられており、今日ものすごい勢いで拡大を続けています。さらに、そのリアリティも向上し続け、現実との差はどんどんなくなりつつあります。

メタバース的な仮想世界がこのまま発展すれば、現実世界と変わらないあらゆる活動が行われる空間となり、食事、睡眠、排泄、入浴などの生理的な最低限なもの以外では、リアル世界に戻る必要がなくなります。

仮想空間とは、現実とは違うシステムで動く「コンピュータのなかの新しい生活空間」で、使い方により、現実世界ではできないことも可能になります。たとえば、「都合のいい自分や世界をつくること」「時空を超えること」「現実世界の身体性や遺伝情報にとらわれない生き方」などもできるようになります。今まで映画やゲーム、漫画やアニメなどでしか見られなかったことを、実際に体験できる魅力があります。

DX化の本質は「リアル世界である自然をフェイクに変えること」

人は最終的には、「ほとんどの時間を現実ではなく、メタバース的な仮想空間で過ごすようになる可能性が高い」と予想している人も少なくありません。そこまではいかなくても、現実に占めるデジタルの比率は、今後圧倒的に増え続けていく、そのような社会になることは間違いないでしょう。

いずれにしても、現代の世界は今までのありようとは大きく変わり、人の考え方から価値観、行動、さらにはアイデンティティのあり方にいたるまで、まったく新しいものに向かっていく過渡期であり、この変化は加速度的に進んでいくことになるでしょう。

重要なのは「リアル世界である自然」は、デジタルではなく、すべてアナログであるということです。自然が未来永劫、アナログであることは、昔も今もこれからもずっと変わりません。

デジタルは、現実を模倣していますが、現実（自然）とは異なるものになります。そして、人間にはアナログ（リアル）と、デジタル（バーチャル）の違いが区別できないか、今はできてもこれからはできなくなることになります。しかし、デジタルがたとえどんなに精密になり、人間には区別できなくなったとしても、模倣はあくまで模倣（フェイク）であり、現実とは違うのです。つまり、デジタル化、DX化の本質とはこの「リアル世界である自然をフェイクに変えること」にほかならないのです。

このように、これから私たちが生活する環境は大きく変わることは間違いありません。それに対して私たちはどのように考え、対応していけばいいのでしょうか。私がお伝えしていることの要点である以下の2点、

「自然に沿っていればすべてうまくいく」

「人間の成長は自他の統合である」

ということから考えてみましょう。

「自然に沿っていればすべてうまくいく」の意味

自然とは物質世界であるリアル世界のことであり、自然の摂理とはその現実世界の法則、システムということになります。自然のシステムは人間がつくっているわけでもコントロールしているわけでもありません。また、人類はこの自然のシステムを理解しているとはいえません。大切なのは、自然には「人智を超えた調節能力がある」ということです。

簡単にいえばそれが自然の摂理であり、私はこれを「自然に沿っていればすべてうまくいく」と表現しているのです。

ここでいう自然とは、人工物など人間が手を加えたものではなく、もともとある世界のことになります。現実世界には、自然のものだけではなく、私たち人間が自然に手を加えたものもありますが、これについての考えはあとで述べます。

いっぽうのコンピュータの内部である仮想空間は、人間が設計し、デジタルのプログラムで動くバーチャル空間になります。この仮想空間のなかでおこることは、「自然に沿っていればすべてうまくいく」という、現実世界での摂理が働かない空間であることがとても重要です。

しかし、先に述べたように、今後のデジタル技術の発展や、広がりが止まることはないでしょう。人間は科学の進歩をつねに求めており、とくにデジタル技術の発達は、日本を含めた世界が共通してもっとも力を入れている分野になります。ですから、これからデジタル化、IT化は世界じゅうでますます加速度を増して進んでいくことになります。

自然には人智を超えた調整能力があるが……

そして、もちろんデジタルやデジタル化、デジタル技術自体は必ずしも悪いことではありません。では、これらの技術の発展や利用についてどのように考えたらいいでしょうか。人間が手を加えない、もともとある自然には人智を超えた調整能力があり、その摂理に沿えば、何もしなくてもうまくいくシステムがはじめからできています。

しかし、自然まかせで何もしなければいいというわけではありません。私たち人間は生活を安全・快適で便利にするために、さまざまな活動を営み、人工的な技術を発展させてきました。人間のすべての活動には、自然に対してふたつの方向性があります。

①＝自然を守りながら働きかけるもの

②＝自然を守ることよりも人間の利便性を優先するもの

現代文明は、この②のほうに大きく偏っており、①の視点がなくなったものが多くなっています。たとえば、「里山のシステム」を考えてみましょう。

現在、日本各地の里山がそうなっているとおり、何もしなければ、里山は荒れ放題になります。かつては生活と農業、自然は一体となっており、林や森に人が自然の再生能力を超えない程度の、少しの手を加えることですべてが豊かになっていくという、里山のシステムがありました。

雑木からは薪、炭などの燃料がとれ、竹からはさまざまな生活道具や、食料としてのたけのこを収穫し、お米を収穫したあとの藁《わら》は、縄や草履《ぞうり》として利用していました。収穫して余ったものや使ったあとのもの、林や森の枯れ葉は堆肥などにして土に返すなど、ゴミとして捨てるものがまったく出ない、ものが完全に循環する社会だったのです。

大量生産、循環されない社会でおきること

さらに人の手入れにより、木や森に光が入り、空気が通り、沢に水が流れることで、心地よくすばらしい景観となるだけでなく、植物や動物にとっても快適な環境となります。

いっぽう、現代の生活様式では、燃料は灯油やガソリン、堆肥は化学肥料、生活用具のほとんどはプラスチック製品に置き換わりました。

それらは大量生産されては、循環せずに捨てられて大量廃棄されています。そして、必要とされなくなり、人により整備されなくなった里山は荒れ放題です。

つまり、人間の活動や人工的な技術はどのように行い、利用するかの問題であり、それによりよくも悪くもなるのです。自然に対して何もしないのではなく、それにどのように働きかけていくのかが大切なのです。デジタル技術もまったく同じと考えていいでしょう。

バーチャル世界に飲み込まれることの危なさ

ここでいう「よい」「悪い」も、人により見解が異なると思われますので、私の考えるよい技術利用の方向性を示しておきます。私は自然派の医師ですので、これまでもなるべく自然のシステムを生かした自然そのもの、あるいはなるべく自然を破壊しないものの利用をすすめています。デジタル技術に関しても、自然であり、リアル世界を守り、その働きがよりスムーズに働くように使うのはよい使い方であり、リアル世界を破壊したり、バーチャル世界に置き換えたりするために使うのは悪い使用と考えます。

バーチャルな世界は、「コンピュータプログラムの設定しだいで、なんでもできる世界」です。

魔法も使えれば、スーパーヒーローにも、犬にもなれますし、なんでもできます。しかも、メモリの世界なので死にません。

しかし、バーチャルな世界がどんなに魅力的に見えても、技術は人間が使うのであって、使われ、依存するシステムであってはならない、と考えています。

バーチャル世界は他者軸であり、その本質は「現実のものはひとつもない数字だけの完全な無の世界」です。今までの映画やゲームのように適度に楽しんだり、リアルではできない便利な機能を利用したりするレベルであれば問題ないと思います。しかし、そこにずっと入り込むことは、「自己軸が他者軸に完全に飲み込まれてしまうこと」を意味します。

バーチャル世界をコントロールするのはＡＩになる

そして、バーチャル世界をコントロールするのは、人間ではなくＡＩになるでしょう。ＡＩはこれから人間以上の高い知能をもつことになりますが、どんなに高い知能をもっても、人間のような知性はもち得ません。

ＡＩは人間のように思考していると見せかけることはできても、人間のように考えているわけではなく、ただ機械の中を電気が流れているだけなのです。ＡＩももちろん自分以外のものですので他者軸になります。ＡＩには人間ができないようなすぐれた能力がありますので、ときにはその助けを借りてもいいと思います。しかし、最終の判断は「自分で行うという自己軸を失わないこと」が何よりも大切です。そうでなければ、人間性のすべてはデジタルに置き換えられ、やがて人間が存在する意味はなくなるでしょう。

新型コロナウイルスの登場で、人と人との交わりが大きく減ったことも、この社会の流れを加速しています。

すでに、若者の間では、「人と交わることが苦痛」「マスクをはずすこと、会話することが面倒」と考えている人も多くいるでしょう。育児もSNSやネット情報で解決したり、積極的に人と交わらずに幼少期を過ごしたりする子どもも、多くなってきています。

バーチャルに浸かることがラクであり、やがて、人間としての成長の意味も考えることがなくなります。物理的な争いもなくなり、「ラクで便利で、いつでも好きなことにつながれて楽しい場所に行ける」という、一見幸せな社会がきているように思える人も多いでしょう。

また逆に、常時社会のシステムとつながった状態で、個人の情報が完全に管理されている社会の到来を憂いて、絶望感を抱いている人もいるでしょう。

私は、今後、それにただ飲み込まれることではない「別の生き方もあるよ」というモデルケースを示していきたいと考えています。疑問を感じている人がひとりでも多く気づき、リアルな生活を、五感で体験してほしいと願っています。

社会全体がどのような方向に向かっていっても、「未来は自分たちで創造し、自分たちの暮らしをつくっていくことができるのだ」ということを、これから私は実際にみなさんとともに考え、実践していきたいと思っているのです。

デジタルを、リアル世界のために使いこなす

次に、「人間の成長は自他の統合である」という文脈から考えてみます。

まずは、今後の社会の変化をただ受け入れ、自然は置き去りにしても、可能な限りデジタル技術の発展を追求し利用していく場合です（他者軸優位の場合）。

この場合は、時代の流れに乗っているように見えても、自分の判断を自分以外のものに委ねている状態になります。ですから、いずれはデジタル技術（仮想空間など）に飲み込まれ、自己軸がＡＩにとってかわられていく可能性が高いと思います。これは、先にあげた私の考えるデジタル技術の悪い方向への活用になると思います。

次に、デジタル技術を完全に排除して、自然なもの以外はいっさい使用しない場合は、どうでしょうか（自己軸優位の場合）。

「自然に沿っていればすべてうまくいく」という原則からいくと、可能な限り自然そのもの、自然に沿ったものを食べ、生活していくことはよいことでしょう。

スマートフォンやパソコン、電卓などを利用しない生活は本人が不便を感じなければ問題ないでしょう。ただ、現代生活において便利（技術の発達のよい面）を排除しすぎることは、他者とかかわるうえで不便を感じる機会も多くなってくると思います。

なぜ、デジタル機器が発達して、自分の目の前に存在しているのか。それは悪いことではなく、それをどう利用するかで、よし悪しが決まるのです。

つまり、昔の生活に戻ることではなく、昔と現代のよい部分を取り入れながら、さらに発展していくという柔軟性が大切です。ですから、デジタル化を否定しすぎる必要はないのです。

最後に、自然に沿った暮らしを実践しながらも、デジタル技術の利用できる面は柔軟に取り入れていく場合です（自他の統合）。デジタル機器を取り入れるとはいっても、自分の考えをしっかりもったうえであり、デジタル技術（仮想空間）に飲み込まれることや、自分の判断をただＡＩに委ねるようなこともしません。

デジタル機器のよい面をむしろ積極的に取り込んで、デジタル技術を自然でありリアル世界のために使いこなすことが、自他を統合するように自分を成長させていく方向ではないでしょうか。

本来の自然の法則とは、違う原理で動く社会の到来

ここまで述べてきたとおり、今は時代の大きな転換点であり、世界がこれまでとはまったく違うものに変わろうとしています。重要なのは、新しくなるということは、今までのものは破壊され消えていくため、あとになってからもとの社会に戻ることはできないということです。

産業革命以降のこれまでの文明の歩みは、私が生きるうえで大切であると伝えてきた「自然に沿う」「環境にやさしい」という方向とは、まったく違う道を進んできてしまいました。現代病という観点で考えれば、そのことがアレルギー、自己免疫疾患、発達障害などのいわゆる現代病がものすごい勢いで増えているという結果として表れています。

今回おこるデジタル技術による世界の変革は、かつてないほどの大きな変化になるでしょう。理由は、今までのような「今あるリアルなもの」の変更だけではなく、「リアルに、バーチャルなものを加える」「あるいはバーチャルに置き換える」という変換だからです。

デジタル技術は、どんなに精巧にまねをしたとしても、本来ある自然とは似て非なるものです。ですから、これまで以上に自然のシステムをことごとく破壊し、それにとってかわる変化、つまり、「本来の自然の法則とは違う原理で動く社会」になる可能性が高くなっています。

社会依存の部分を「どこまで減らせるか」から考えた結果

そして、世界じゅうで進んでいるこの流れは今後も大きく変わることはないと思います。社会構造自体が大きく変わりますので、それに合わせて人々の考え方、生き方も新しいものに変化していく必要があります。現在は多くの人が自己軸を失って周囲に合わせることを優先していますので、デジタル化、DX化を推し進める社会の変化にただ合わせるだけの人が多くなるかもしれません。

たとえ自己軸である自分の考えをしっかりもっていても、それ以外の選択をすることは実際にはとても難しい状態になるかもしれません。

私のすべての考え方、行動のコンセプトの基本は、まずは自然であるかどうか、自然のシステムに沿っているかどうかということになります。

これは今後の暮らしを考えるうえでも大切な柱であり、どのような社会が訪れようとも変わることはないものです。もし、社会全体が自然や環境システムを破壊する方向に進むのなら、別の方法で暮らせる道を模索しなければなりません。

何かに依存しているということは、そこに引っ張られて選択肢がなくなるということです。私は、今後も自然に沿った生活を続け、発展するために、社会に依存している部分を減らしながらも、生活の質も適度に保っていくことが、どこまで可能で、どのような方法があるのかを、あらためて考えてみました。

最善は自然に沿った方法で、生活を自給自足すること

自然のシステムは人がコントロールしなくとも、本来はすべてのものが過不足なく循環し持続可能な状態に調節されています。現代社会は、経済的な価値や利便性を追求するあまり、お金やものなどの富の偏りがとても大きくなっており、また、資源の再生や循環を考えていないものがほとんどになっています。

つまり、現代生活で商品として売られているものを、何も考慮しないでただ購入するだけでは循環していないものを大量に消費し、多くのものを無駄にしているということになります。この観点からも、社会依存度を下げ、やはりなるべく自然に沿った方法で、生活を自給自足に近づけいていくことが急務であり、次に自然に配慮したものを選択したり、活動している人を応援したりすることが必要だと考えるのです。

私は、これまでもお米や季節の野菜、調味料などをたくさんつくってきましたが、それでもたくさんの野菜や食材を買っています。そして毎週ゴミをゴミステーションに出しています。ゴミを捨てるということは、循環させていないものが出ているということです。

水は水道水を普通に使っていますし、スマートフォンをはじめ、たくさんの家電や車を使っていますので、電気やガソリンなども現代社会のシステムに依存しているといえるでしょう。

自分で食べるもの、使用しているエネルギーだけでも自給自足したい

環境や自然に沿ったものを選択したり、水や電気などを無駄遣いしたりしないことももちろん大切なのですが、せめて自分で食べたり、使用する分だけでも、可能な限り自分でまかなえる部分がもっとあることに気がつきました。つまり、食料だけではなく、水やエネルギーも含めて、生活をより根本のレベルで自給自足できないかと考えているのです。

そのほうが、農薬、添加物、遺伝子組み換え食品、水道水の塩素やフッ素などを気にしたり、原発反対と声高に叫んだりするよりも、個人のレベルで日常生活から自然や環境に配慮することができます。そして、自給自足することは、何よりも絶対の安心につながります。物質的な安心感だけではありません。この地球に、自分自身の足で立っている、という安心感、自分の人生は自分が選択している、という自信がつきます。

地震や台風などの災害やウイルスの蔓延《まんえん》による緊急事態宣言などを含め、水道や電気が止

まる、コンビニやスーパーからものが消える、ガソリンが手に入りにくくなることはこれまでもありました。そして現在では食べものから生活用品、ガソリンなどあらゆるものの値段が上昇し続けています。

人が社会に依存することの根底には、生活できなくなる、明るい未来がイメージできないなどの不安や恐怖があります。水、エネルギー、食料など、最低限の生活の基盤が自給できていれば、どのような社会になっても安心に暮らすことができます。

自己軸をもって行動するためには、日常生活の安定が必要

人はまずは安心があるからこそ、本来の力を出すことができ、自由な選択をすることができるのです。

ですから、自己軸である自分の考えをもち、行動するためにも、まずは日常生活の基盤が安定していなければなりません。

そして、何より個人や家族だけではなく、コミュニティや地域全体が生きる術を共有できる体制にすることが大切だと思います。

知識やスキルだけではなく、道具や機械を含め、生活のあらゆるものを共有できるようなしくみが築ければと考えています。

私はこの土地で、さらにリアルに、まずは、健康でからだが動く現状に感謝しながら、自然とともに生き、積極的にほかと交わり、自分を生かしていきたいと考えています。

具体的には、

●米や野菜づくりを、自然に即した方法で続けていくこと
●土地の麴菌で発酵食品をつくり、病気を遠ざける暮らしを多くの人に伝承していくこと
●さらに、水まわりの整備、山林の整備、電気などのエネルギーの自給
●農業コンポストや、コンポストトイレづくり……

など、やってみたいことにあふれています。

講演会活動は私にとって、リアルに人とつながることのできる、もっとも楽しみにしている時間です。対面が難しくとも、この土地にいながら、インターネットを使って、リアルタイムで全世界のより多くの人々に、私の考えをお伝えすることができる時代にもなりました。デジタル技術もただ否定するのではなく、役に立つものは利用していきたいと思っています。

これから、次世代に何を残していけるでしょうか。子どもたちがいきいき育つ環境を残すことがどれだけできるでしょうか。今まで、「1日24時間では足りない」と言ってきましたが、ますます時間が足りなくなりそうですね。

「自分の生活が、自然と統合していく」ことを目指して

最後に、先にお話ししたもっとも大切な「自他の統合」という側面で、展望をまとめます。これからの時代の変化を、何もせずに受け入れるのでもなく、拒絶するのでもなく、それを自分の成長につなげることです。社会に自分を合わせるのではなく、新しい世界を自分で、自分たちで積極的につくっていくというイメージをもちましょう。

統合とは何かを排除するものではありません。デジタル化やデジタル技術も役に立つことはたくさんありますので、それらを遠ざけるだけではなく上手に利用することも大切です。同時に、統合とは何かに飲み込まれることでもありません。たとえデジタル技術がどんなに魅力的であったとしても、それに大きく依存し、自分の考えや行動を、ＡＩなど自分以外のものに「まかせきりにしないこと」も大切です。

すべての物事にはたくさんの方向性があり、自分はどれを選ぶのか、つまり、「自己軸がどの方向を向いているか」ということです。

私は、「自分の生活が、自然と統合していく」ことを目指しています。

自然とは「他者であり、世界、宇宙」になりますので、実際には「自分の人生に降りかかるものすべて」を、自己軸である自分の考えや方法で、ていねいに統合していくことになり

ます。人だけでなく、ほかの生物とのかかわり、自然や人工的なものとのやりとりなど、目の前に現れるすべての物事には意味があります。

「私」という意識が、「私たち」という意識になる

「自他の統合」とは、自分と自分以外が統合していくことですから、「自分と自然や宇宙が統合していくこと」「自分が自然になっていくこと」「宇宙になっていくこと」を意味しています。

これは、「私」という意識が、「私たち」という意識になるということです。これは宗教でも、悟りでもなく、簡単には、自分の目の前にあるものを、自分であるかのように考え接すること、そのような考え方、生き方をすることになります。

それが問題を解決する第一歩であり、自然に沿った生き方の本質になると思います。

これが私自身の最終目標でもあります。ひとりでも多くの仲間、共有できる人が増えたら幸いです。

今、自給自足型の活動が、個人レベルから、コミュニティレベルで日本各地にできつつあります。今は点の状態ですが、これが国内外を超えて、しだいにネットワークを形成してつ

ながっていくと思います。

自然に沿った道を選択し、それでリアルな世界を守り、発展させるための未来をともにつくっていく人が増えることを希望します。

第3章

土地の微生物と
ともに生きる
私の発酵生活「その基本」

微生物が、その土地の食べものをつくる

日本には、発酵の文化があります。みそ、しょうゆ、みりん、酢、日本酒など、毎日の食卓でおなじみの調味料は、まさに発酵がつくり出す賜物。納豆や漬けものなどもそうですね。日本の食を彩る発酵文化は、世界でいちばん進んでいるといえるでしょう。

わが家では何種類もの調味料を自作していますが、これらの発酵を支えているのは、さまざまな微生物です。微生物のなかでも、日本の調味料づくりはすべて「麹菌」から始まります。私が調味料づくりを始めたきっかけは、自分で天然の麹菌を取り出すことができたからなんですね。自分の住む土地の麹菌を使うことにより、自然に沿った生き方の根本である「身土不二《しんどふじ》」という考え方を、本当の意味で実践できるからです。

身土不二とは、「私たちのからだと住んでいる土地は同じもの、切り離せない」という意味です。生活していくうえで、私たちが住んでいる土地と一体になっていくことが非常に重要です。つまり、その土地でとれる旬のものを食べるのが、いちばんからだにいい。そして、その食べものをつくっているのが、その土地の微生物というわけです。

数年前、田んぼで実った稲に宿る「稲だま」（稲麴）から、純粋な麴菌を取り出すことに成功したことが、わが家の発酵生活の始まりでした。

麴菌は「稲だま」からとります。稲は収穫後干しますが、この稲穂の先に稲だまがつくの

です。一般的に、その年の気候や環境によって、つく年と、つかない年があります。

私たちの田んぼにも、秋になると稲穂に麴菌のかたまりである「稲だま」ができます。稲穂につく黒い小さな玉のようなもので、カビ菌の一種です。この麴菌を培養して得た胞子を乾燥させたものが種麴となるのです。現在はこの稲だまから、いくつかの手順を経て麴菌を取り出し、みそやしょうゆなどをつくっています。※稲だまの集め方と使い方は84ページで紹介しています。

その土地の菌を使うことに意味がある

じつは、市販のみそやしょうゆなどの調味料だと、なかなかその土地の麴菌を使っているものにはお目にかかれません。たとえば「乳酸菌」とひとことでまとめられていますが、同じ乳酸菌でも1種類ではなく、数百種類もあります。自然な状態では、たくさんの種類の菌の集まりで、腸内細菌のように多様性があるからいいのです。しかし、工場で大量生産によりつくられるヨーグルトや納豆などは、全国同じ単一の菌を使って生産している例がほとんどだと思います。

よく、ぬか漬けは家庭によって味が違うといわれますよね。各家庭の環境によって、ぬか床の乳酸菌の種類も状態も変わってくるからです。

それと同じで、土地でとれた麹菌を発酵させてつくった調味料類は、その土地の味や、力そのものであり、究極の身土不二なのです。

発酵は、腸内の善玉菌の働きを活発にしてくれる

発酵というのは、微生物が有機物を分解するということ。微生物が自身の酵素を使って、食べたものを分解していくプロセスですが、その過程には「発酵」と「腐敗」の2種類があります。

なぜ、2種類あるのか。東洋医学でいうところの「陰」と「陽」のことなのですが、サイエンスではうまく説明できません。なぜなら、発酵も腐敗も最終的に有機物を「二酸化炭素（CO_2）」と「水（H_2O）」に分解していく反応だからです。

私が考える発酵と腐敗の違いを説明してみます。私は、分解する過程にできたものがほかの生物にも役に立つものであれば「発酵」であり、役に立たないものであれば「腐敗」であると考えます。つまり発酵は、「ほかの生物と協調する方向へのプロセス」であり、腐敗は「自分勝手な方向への利用」になります。

ですから、発酵食品はすべての生物、もちろん人間にもいいものなのです。

たとえば、腸内細菌は、よく「善玉菌」と「悪玉菌」の2種類に分類されますが、本当は

「善玉菌」も「悪玉菌」もありません。発酵を担う菌がいわゆる善玉菌で、腐敗を担う菌がいわゆる悪玉菌になります。

これはあくまでわかりやすくした分類であり、もちろん自然界全体から見ればその両方が必要です。腸内は、善玉菌が1割、悪玉菌も1割しかいなくて、あとの8割は、どちらの働きもする「日和見菌《ひよりみきん》」です。日和見菌は、活動が優位なほうにつく菌で、善玉菌の活動が悪玉菌を少し上まわれば、腸内全体が善玉菌の働きをしてくれるわけです。

じつは微生物が、人々の健康や環境を守る

発酵の過程に微生物は欠かせません。その微生物も、私たちと同じように生きているもの。それぞれの土地には、それぞれ異なる微生物（菌）が生きています。その土地の微生物には、その土地に住む生命体全体の環境を整える働きもあるのです。

どの土地でも「いい菌」として働くものもありますが、世界じゅうのすべての場所で同じ菌を同じように増やせばいいというわけではありません。100メートル離れれば、日あたりも、風の吹き方も、雨の降り方もみんな違いますよね。土地の微生物は、土地によって全部違うのです。

私たちが住んでいる栃木県には栃木県の、北海道には北海道のいい菌を増やさなければな

りません。

そういう意味で、自分の育てている田んぼから「麴菌」がとれたことは、非常に意味のあることでした。この麴菌が発酵の始まりであり、すべての調味料づくりを統括している微生物だからです。そしてできた調味料を毎日食べることが、その土地にふさわしい私たちのからだをつくってくれるのです。

発酵食品の菌が、腸内環境を整える

みそ、しょうゆ、納豆などの発酵食品は、昔から日本人の健康を支えてきました。発酵食品がからだにいい理由のなかで、もっとも重要なことは、私たちの健康に大きな影響を与える「腸」にいいものだということにあります。

腸内には、腸内細菌が1000種類以上、総数にして100兆個以上いるといわれています。それらは、私たちが健康に生きていくための多くの役割を担っています。

腸内細菌の状態がいいというのは、次のふたつの状態をいいます。

ひとつ目は、腸内にできるだけ多種類の腸内細菌がいることです。それぞれの細菌の働きが異なりますので、まずは善悪関係なく、菌の種類が多いほうが人のできないことも含めてたくさんの働きをします。

ふたつ目は、善玉菌が悪玉菌より優位な状態で、悪玉菌の働きも利用しながら腸全体を善玉菌が統括している、いわゆる発酵している状態であることになります。

最近の食生活は、食べものから得られる菌が極端に少なくなっています。本来の発酵食品は菌が多く含まれており、食べることで腸内細菌の種類が増えます。また、たとえ発酵の過程で菌が死んでしまっていても、菌がつくったものが人や腸内細菌の役に立つので、腸内環境が整えられていくのです。

土地の微生物は、環境汚染を浄化する

私たちのからだが外に接しているすべての部分（皮膚、口の中、腸内など）は、おびただしい数の微生物に覆われています。じつは人のからだだけではなく、地球上のすべての場所は、溶岩が噴出しているような特殊な場所でない限り、成層圏にいたるまで、すべてが微生物に覆われているのです。

微生物のおもな役割は、この世界に不要になったものを分解し、物質（地球）に戻すこと、地球から植物（生物）に養分を供給していることです。

その植物のつくったエネルギーを利用して、地球上のすべての生物は生かされていますので、ミクロな存在である微生物は地球のマクロの分解と生成の要であり、すべての生命が育

つ環境を整え、下支えしてくれているのです。

アメリカ化学会が発行している『Ｃｈｅｍｉｃａｌ　Ａｂｓｔｒａｃｔｓ』誌に登録されている人工的な化学物質の数は３０００万種にものぼり、工業的に生産されているものだけでも約10万種で、現在ものすごい勢いで増え続けています。化学物質は生活を便利で豊かにしていますが、同時に環境汚染も引きおこしているのです。

微生物のもうひとつの大きな役割に、汚染物質の浄化があります。微生物の力を使って、土壌や地下水などの汚染物質を分解し、除く研究が進められています。すでにさまざまな分野で実用化がされはじめてきています。

「医の前に食があり、食の前に農があり、農の前に微生物がある」と述べてきましたが、微生物はこれらのすべてに関係しています。今後は、環境やエネルギーの分野でも、ますます微生物が利用されるようになるでしょう。微生物は医、食、農のほかにも、地球上のすべてに関係しています。

その土地独自の種麴づくりをやってほしい

麴菌とは、穀物を発酵させるカビ菌の一種です。麴は、麴菌を米、麦、大豆などに加えて増やし、発酵させたもの。発酵するもとになる麴菌を「種麴」といいます。

この麹菌を使って発酵させることから、みそ、しょうゆ、みりん、酢、かつお節、日本酒、甘酒など、あらゆる日本の発酵食品がつくられます。

本来、麹菌はできる場所によって、日本全国どこでも違うもののはずです。でも、みそやしょうゆなどをつくる食品メーカーですら、今や種麹をつくっている専門のメーカーから買っているんですね。その土地からとれた、その土地に合っている菌を使うことは不可能です。だからこそ私自身は、収穫後の稲に宿った稲だまで、種麹を手づくりするところから始めたかったのです。

種麹を手づくりするためには、稲穂についている稲だまから天然の麹菌を取り出すところから行います。そのため、種麹をつくるのは難しい一面もあります。ですが、本当は、これをみなさんが住む日本全国のそれぞれの場所でやってほしいのです。ぜひ、その土地の微生物を使って、発酵食品づくりを楽しんでもらいたいと思います。

この種麹づくりを自宅でもできるように、つくり方も紹介しますので、よければやってみてください。ただし、菌を扱いますので、衛生管理には十分に注意してください。※84ページ参照。

麹菌はカビの仲間の糸状菌

麹菌は日本の国菌にも指定されているとても大切な菌です。麹菌によりさまざまな穀物を発酵させたものを麹（米麹、豆麹、麦麹など）といいます。

麹菌からつくられる発酵食品を左ページに図示しましたが、日本のほぼすべての伝統的な調味料は麹を材料にしている（麹菌の発酵から始まる）ことがわかります。

麹菌はカビの仲間で糸状菌《しじょうきん》になります。麹菌が働いたあとに、さまざまな菌（乳酸菌、酢酸菌、酵母など）が協調して働くことにより発酵食品ができます。つまり、発酵とはさまざまな菌が共同して生かし合う（命をリレーしていく）働きを意味します。いっぽうの腐敗とは、菌たちが生かし合う関係ではなく、独占し奪い合う状態といっていいでしょう。

私は、腸内細菌の状態が健康にとってもっとも大切であることをくり返し伝えています。毎日使う発酵食品である調味料は、腸内細菌を発酵の状態に整え、私たちの健康の要になります。

農においてももっとも重要なのは土の状態であり土の中の微生物です。簡単にいえば、土が発酵している状態であれば健全な作物ができ、腐敗している状態ではよい作物はとれません。

土が発酵している状態とは、まずカビの仲間である糸状菌が土を抱え込むように菌糸を伸ばし、そこに作物の根についている菌（根粒菌）が協調して作物に養分を供給している状態です。

つまり、農作物も人のからだもまったく同じで、人にとっての腸に相当するのが作物にとっての土になり、どちらも腐敗ではなく発酵の状態にすれば健全に生きることができるのです。難しい理論などはいっさいない、とてもシンプルなことですね。

稲だまからできる調味料

稲だまからつくられる種麴が米麴、豆麴、麦麴のもととなり、そこからさまざまな調味料類がつくられます。

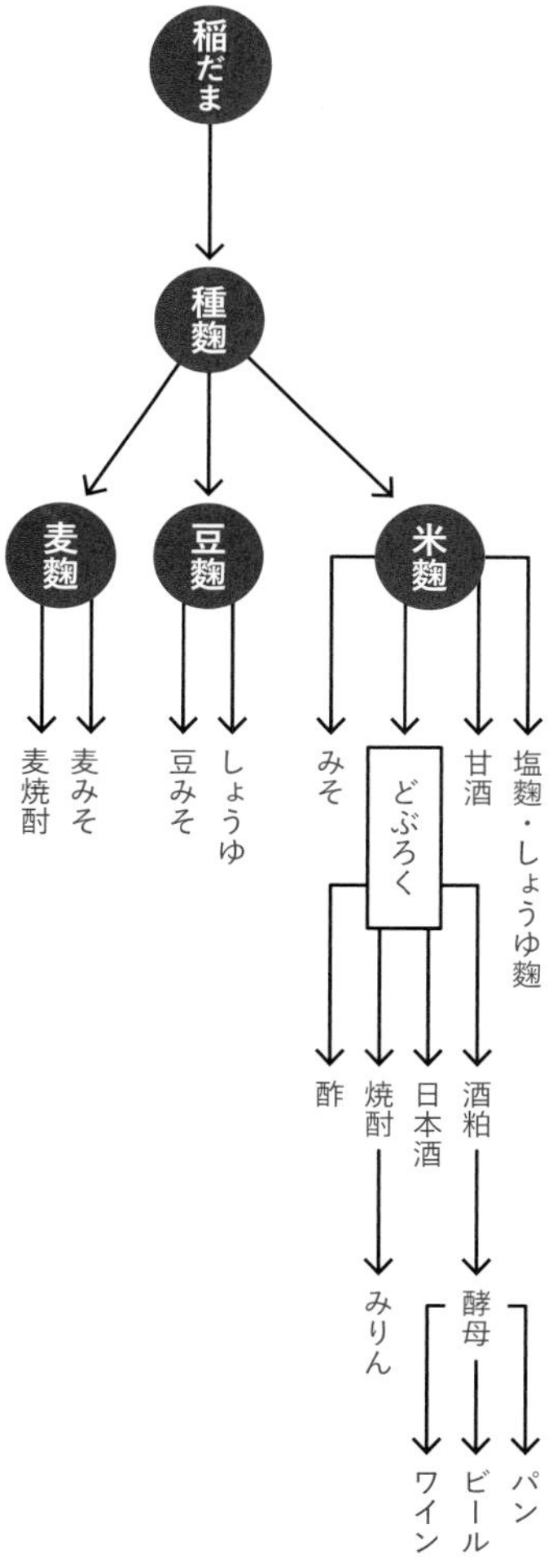

稲だまから「種麹」をつくる

ここまで説明したように、麹菌のおおもととなるのは、稲を収穫し、乾燥のため干している稲穂の先に宿る稲だまです。その集め方と使い方についてです。

◉稲だまの集め方

・稲穂から黒い粒状の稲だまの粒（麹菌）を手でとり、20粒以上集める。
・保存用の袋かびんに入れ、冷蔵庫で保存する。

◉稲だまの使い方

・種麹をつくるときに黒い麹菌をほぐし、茶こしなどでゴミを取り除く。

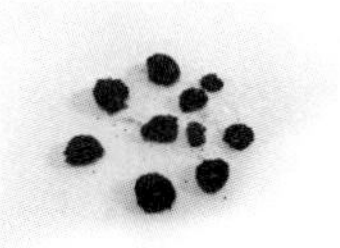
稲だまは稲穂につく

種麹づくりは通常4日〜1週間

種麹は、稲だまから麹菌の胞子を取り出し、それを片栗粉で10倍程度に希釈したものを、玄米にまぶして培養したものです。玄米1kgから、約10gの麹菌の胞子が得られ、10倍希釈すると、種麹の仕上がり量は約100gとなります。

この種麹があれば、あらゆる麹（米麹、豆麹、麦麹など）を自宅でつくることが可能になります。手づくりするには、4日〜1週間ほどかかりますが、一度つくってしまえば、半永久的に保存できます。

そのうえで、麹菌は、増殖するために酸素が必要であり、適切な温度と湿度の管理が必要です。その際、25〜40度の温度を保つことが大切で、それ以上の温度になると別の菌の繁殖をうながしてしまうため、注意が必要です。※ご自分で麹菌を増やす際は、衛生管理に十分に注意し、自己責任のうえで行ってください。また、稲だまから種麹をつくるのが難しい場合は、市販の種麹（88ページ）を購入しましょう。

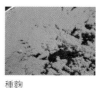

種麹

種麹

●材料　玄米…1kg、稲だま…20粒、片栗粉…10g、木灰…10g

●必要な設備　麹室（88ページ）

●必要な道具　フードプロセッサー、もしくは精米機、ボウル、ざる、蒸し器、茶こし、木桶、しゃもじ、うちわ、さらし、もしくはタオル、深いかご、浅いかご、デジタル温度計、こし器、湯たんぽ、水をはる容器、保湿シート、もしくは毛布

●つくり方

①玄米に軽く傷をつけるため、玄米をフードプロセッサーで1分ほど攪拌するか精米機で

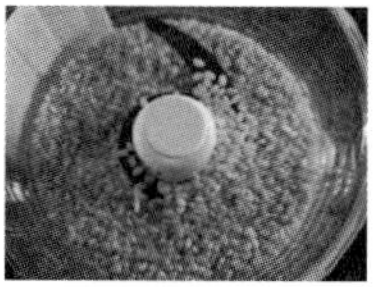
①玄米に傷をつける

2分〜3分づき米にする。

②水が白くにごらなくなるまで、①をよく洗う。

③洗った米②をボウルに入れ水（分量外）に浸ける（冬は、ひと晩が目安）。

④水に浸けていた米③をざるに上げ、1〜2時間かけて水けをよくきる。さらしでくるみ、水けをとってもいい。

⑤水けをきった米④を蒸し器で2時間ほど蒸す。

⑥稲だまはほぐし、茶こしなどでゴミを取り除いてから片栗粉を合わせ、よくかき混ぜる。

⑦2時間ほど蒸した米⑤を木桶に入れ、うちわであおぎながらしゃもじでよくかき混ぜ、70度くらいまで冷ます。

⑧冷ました米⑦に木灰を加えてよくかき混ぜ、40度くらいまでさらに冷ます。

⑨木灰を加えて冷ました米⑧に、⑥のほぐした稲だまと片栗粉を、茶こしなどでまんべんなくふりかけ、よくかき混ぜる。

⑩麹室の準備をしておく。

⑪よくかき混ぜた⑨の米（写真⑪A）を水で濡らしたさらしで完全にくるみ（写真⑪B）、深いかごに入れて麹室に入れる（写真⑪C）。その際、温度計を米に直接差し、温度が表示された部分は外に出しておくととても便利。かごの下には湯たんぽを置き、その下には水をはった容器を置いて湿度を保つ。

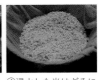

④浸水した米はざるに

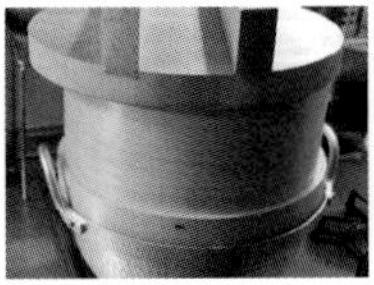
⑤米を2時間ほど蒸す

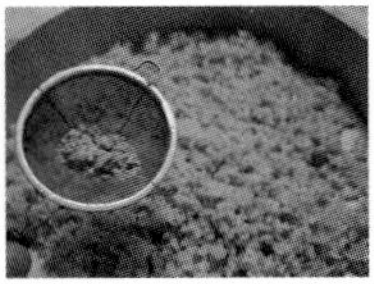
⑨稲だまなどをふる

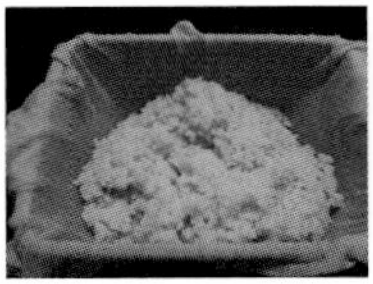
⑪A 米をかき混ぜる

⑫麹室全体を保温シートでくるむ。毛布でくるんでもいい。
⑬米麹の発酵期間中は麹室の温度を30～40度の間で維持する。12時間おきに湯たんぽを入れかえると、だいたいこの範囲内で温度をキープできる。
⑭24時間後に1回目の手入れをする。手順は次の要領。
A　米麹を木桶にあけ、かたまりをほぐすようによくかき混ぜる。
B　さらしをぬるま湯に浸し、水が滴らないくらいに軽くしぼり、浅いかごの底に敷く。米麹を2～3個の浅いかごに分けて入れ、麹室に戻す。
C　上のかごの上に水で濡らしたさらしを米麹につかないようにかぶせ、湿度をキープする。
D　その後、12時間ごとにこの手入れをくり返す。
⑮麹室に入れてから、通常4日～1週間ほどで種麹が完成する。米全体が白～緑色の麹菌にびっしり覆われた状態になる。
⑯水をはった容器、水で濡らしたさらしをとり、湯たんぽで20～30度をキープしながら、2～3日手入れをせず、麹菌に覆われた米全体を完全に乾燥させる。
⑰完全に乾燥したら、大きな袋の中か室外で麹菌を回収する。こし器で、茶状の麹菌の胞子だけをとる。
⑱とれた胞子の重さをはかり、さらに10倍量の片栗粉（分量外）を加えたものを種麹として冷蔵庫で保存する。冷蔵保存しておくことで半永久的に使える。

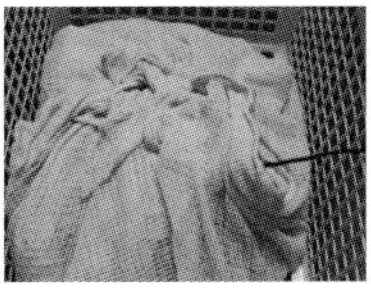
⑪B さらしでくるむ

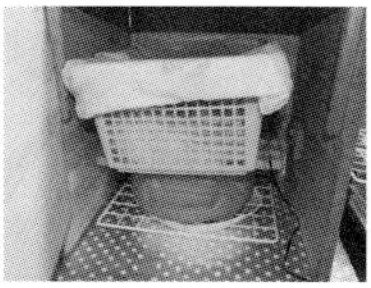
⑪C かごに入れ麹室に

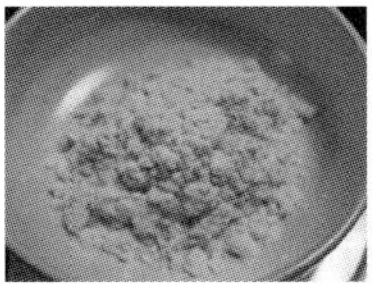
⑰完全に乾燥した種麹

市販の種麹の入手方法について

インターネットで「種麹」と検索すると、販売先がいくつか見つかります。ここでは、「菱六もやし オフィシャルオンラインストア」https://1469.stores.jp/ をご紹介します。同ストアのホームページによれば、《麹座発祥の地 京都・東山で300年以上、種麹屋（もやし屋）を営んでおります。ご家庭で麹づくりにチャレンジされている皆さま向けの小容量「種麹」や乾燥米麹、乾燥米麹をパウダー状に加工した「米麹パウダー」などを販売しております》とのことです。種麹は「長白菌 小袋 粉状 20g入＝15kg量」で500円（税込み、送料別）。TEL：075－541－4141

発酵生活に欠かせない「麹室」について

麹室《こうじむろ》とは、本来は酒やみそなどの発酵食品を専門につくっている蔵元にある、麹をつくるための部屋や蔵をいいます。それぞれの家庭で使うだけなら小さなもので十分ですので、麹室をつくっておきましょう。あわせて、麹室を覆う保温シートも使うと便利です。麹室があれば、安定した温度で種麹や麹をつくることができます。

わが家では発酵食品はほぼ自給している状態です。毎年麹をつくっていると麹室の壁に麹菌がびっしりとつき、ビンテージ感が出てきます。また、そこに麹菌を自然保存しているような状態になり、何かあってもそこから麹菌を回収することもできます。

２０２２年、ずっと使い続けていた麹室が壊れましたので、その麹室をつくり直しました。

構造はとてもシンプルで、ホームセンターで買ってきた木を箱型（一辺40センチメートルほどです）に組んだものに蝶番と取っ手をつけただけのものです。この小さな麹室と湯たんぽひとつで、わが家の発酵食品づくりに使う麹のすべてをつくることができます。

これからは、何よりも実践していくことが必須になります！　麹がつくれると、ほとんどの調味料（みそ、しょうゆ、塩みりん風調味料、塩麹、しょうゆ麹など）を自作し自給自足することができます。麹室の素材や食品の材料（米、大豆、小麦、塩など）を厳選して、ぜひ自分だけのこだわりの調味料づくりを始めてはいかがでしょうか。

麹室
●材料１＝板
幅40㎝×長さ40㎝×厚さ１・５㎝…１枚（天板）
幅40㎝×長さ10㎝×厚さ１・５㎝…２枚（左面上、右面上）

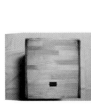

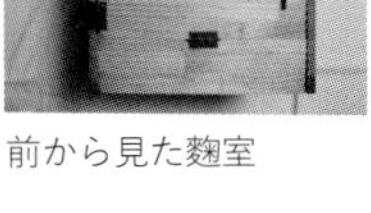
前から見た麹室

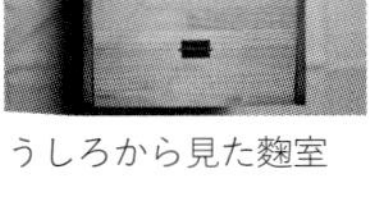
うしろから見た麹室

幅40㎝×長さ30㎝×厚さ1・5㎝…2枚（左面下、右面下）
幅37㎝×長さ30㎝×厚さ1・5㎝…2枚（前面上、背面上）
幅37㎝×長さ10㎝×厚さ1・5㎝…2枚（前面下、背面下）

●材料2＝棒と蝶番など
1・5㎝四方×長さ20㎝の棒…2本（天板支え用）、蝶番…6個、取っ手…1個

●つくり方
①ホームセンターなどで幅40㎝×厚さ1・5㎝の板を、合計200㎝分購入し、材料1の状態にカットする。※自分でカットするのが大変であれば、ホームセンターでカットをお願いしましょう。
②底面のない立方体に組み立てる。
③前背面と左右面はすべて、温度調節のための開閉部分をもうけ、蝶番で固定する。その際、天板を支える棒を左右面（上下の板を蝶番でつけていますが、そのうちの下の板）の内側の前上方につけるのがポイント。

手製の麹室上面のふたは取りはずせませんが、前背面には下に、左右面には上にそれぞれ開閉部分があり、開けると通気できるようになっています。

91ページの写真Ⓑで麹室の下に敷いてあるのは、保温板（50㎝四方のダンボール）に保

温シートを貼り、ビニールで覆ったものです。このとおりにつくるのが難しい場合は、保温と通気ができる箱であればＯＫです。

●麹室とともに使う基本のもの　湯たんぽ…1個、網…2枚、深いかご…1個、浅いかご…3個、さらし…4枚（1枚は大きめのものが望ましい）、タオル…1枚、高さ調節用の木材…適量、保温シート（写真Ⓐ）…1枚、デジタル温度計…1個（コードつきで末端部分が測定点となっているものが便利）

●麹室の準備の仕方

①沸騰した湯を入れた湯たんぽを用意し、麹室を温めておく。

②布類はあらかじめ煮沸消毒しておく。

●麹室全体の写真説明（写真Ⓑ）

（下から順に）湯たんぽ、高さ調節の木材、網、水で濡らしたさらし、網、米を入れた容器（浅いかごを3段重ね）、水で濡らしたさらし、もしくはタオル（デジタル温度計は米に直接差し、温度が表示された部分は外に出します）。※この写真では、いちばん下に置く、水をはった容器と網は省略しています。湿度はほぼ100％をキープしたいので、麹室が乾燥するようなら、86ページ⑪を参考にしてください。

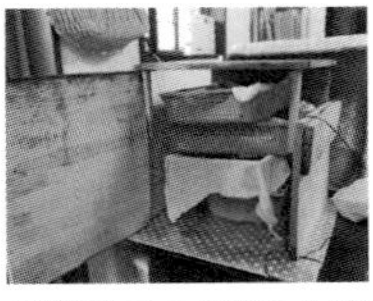
Ⓑ麹室の戸を開けた状態

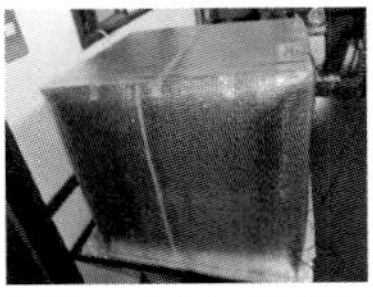
Ⓐ保温シートをかけた麹室

あらゆる調味料づくりのもと、米麹のつくり方

あらゆる調味料づくりのベースになる「米麹」は、種麹からつくります。私は、稲だまから手づくりしたものを使っていますが、市販のものでも可能です。

米麹は、種麹と違って乾燥させないので長期の保存には向きません。みそづくりなどの予定に合わせて、そのつど用意します。通常、米1kgから約1・3〜1・5kgの米麹ができます。

また、すでにでき上がっている生の米麹少量を蒸し米に混ぜて増やすこともできます。これは、友麹法《ともこうじほう》といいますが、この場合は、93ページのつくり方⑧で、⑥の種麹のかわりに冷ました米に入れて混ぜます。そのあとのつくり方は同様です。

米麹

●材料　玄米、または分づき米、白米…1kg、種麹…1g、片栗粉…10g

●必要な設備　麹室（88ページ）

●必要な道具　精米機、ボウル、ざる、蒸し器、茶こし、木桶、しゃもじ、うちわ、さらし、深いかご、浅いかご、デジタル温度計、湯たんぽ、水をはる容器、保湿シート、もしくは毛布

●つくり方

①好みの状態に玄米を精米する。完全な玄米には麴菌がつきにくいので、1分づき〜白米にするといい。
②精米した①の米をボウルに入れ、水がにごらなくなるまでよく洗う。
③洗った米②を水（分量外）に浸ける（冬は、ひと晩が目安）。
④洗った米をひと晩水に浸けたもの③をざるに上げ、1〜2時間かけて水けをよくきる。さらしでくるみ、水けをとってもいい。
⑤水けをきった米④を蒸し器で1時間ほど蒸す。
⑥種麴と片栗粉を混ぜておく。※私は、自家培養した種麴に片栗粉を混ぜ、10倍に希釈し冷蔵庫に保存しておいたものを使っています。
⑦蒸した米⑤を木桶に入れ、うちわであおぎながらかき混ぜ、40度くらいに冷ます。
⑧冷ました米⑦に⑥の種麴と片栗粉を茶こしでまんべんなくふりかけ、しゃもじでよくかき混ぜる。
⑨麴室の準備をしておく。
⑩米に種麴と片栗粉をふりかけ、よくかき混ぜたもの⑧を、水で濡らしたさらしで完全にくるみ、深いかごに入れて麴室に入れる。その際、温度計を米に直接差し、温度が表示された部分は外に出しておくととても便利。かごの下には湯たんぽを置き、その下には水をはった容器を置いて湿度を保つ。

④米は水けをきる

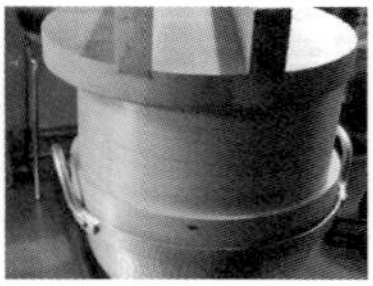
⑤蒸し器で蒸す

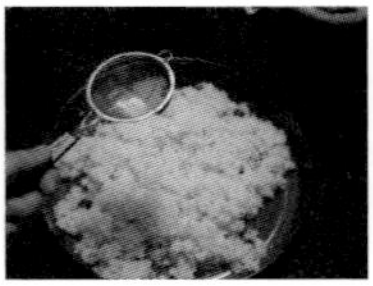
⑧種麴などをふりかける

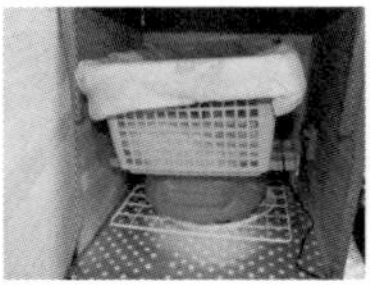
⑩かごに入れ麴室に

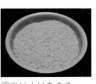

⑪麹室全体を保温シートでくるむ。毛布でくるんでもいい。
⑫麹室の温度を30～40度の間で維持する。12時間おきに湯たんぽを入れかえるといい。
⑬24時間後に1回目の手入れをする。手順は次の要領。

A　米麹を木桶にあけ、かたまりをほぐすようによくかき混ぜる。

B　さらしをぬるま湯に浸し、水が滴らないくらいに軽くしぼり、浅いかごの底に敷く。米麹を2～3個の浅いかごに分けて入れ、麹室に戻す。

C　上のかごの上に水で濡らしたさらしを米麹につかないようにかぶせ、湿度をキープする。

D　その後、12時間ごとにこの手入れをくり返す。

⑭麹室に入れてから、通常36～48時間で米麹が完成する。米全体が白い麹菌に覆われた状態になる。完成した米麹はすぐに使用するか冷蔵庫で保存する（1週間以内）。すぐに使わない場合は冷凍保存する。

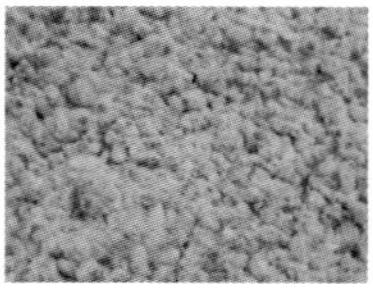
⑭完成した米麹

種麹と米麹のつくり方の違い

種麹づくりも、米麹づくりも、つくり方の手順はほぼ同じですが、種麹は保存のため、最終的に乾燥させますので、以下の点が異なります。

- 麹菌以外の菌の繁殖をおさえるため、蒸し米に木灰を加える。
- いわゆる玄米ではなく、2分～3分づき米を使い、米に少しだけ傷をつけておく。
- 培養期間が約4日～1週間と長い。
- 最後に乾燥させる。

第4章

みそづくり、しょうゆづくり 私の発酵生活「応用編」

わが家のみそづくり

同じみそでも、つくる人が違えばまったく違うみそになります。昔の人は、それぞれが住む地域の菌や作物を使ってつくったみそを、自慢と謙遜を込めて「手前みそ」と呼んだのでしょう。

みそ、しょうゆなどの調味料も、すべて手づくりできます。私は、種麹づくりから米麹づくりまでやっていますが、手間はやはりかかります。はじめての手づくりなら、みそづくりから始めるのがよいでしょう。みそづくりに必要な米麹は市販されているものも多いので、まずはそこからトライするのもよいと思います。そして、もしうまくできなかったとしても、その失敗を生かせば次の年にはおいしくつくれます。

わが家では、軒下にみそ樽が並びます。季節の移り変わりとともに、生きた微生物たちがじっくりと熟成を進めているのです。

毎日必ず、みそ汁として食卓に上がるので、大量につくってもどんどん消費していきます。おいしいのはもちろん、発酵をうながす菌たちの力が、家族の健康を守ってくれているのです。また、多種多様な菌を取り入れることは、腸内環境によい影響を与えます。仲間うちで、みその交換や合わせみそを楽しむのもいいでしょう。

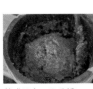

熟成は木のみそ樽で

手づくりみそ

●材料（仕上がりのみそ4～5kg分）大豆…1kg、米麹（玄米、分づき米、白米など好みの米でつくったもの）…1.5kg、塩（天日干しの海塩）…500g ※「分づき」とは、玄米を精米する割合です。10分づきが白米で、玄米からのつき（精米）が浅いほうから、3分づき米、5分づき米、7分づき米などと呼ばれます。数字が小さいほど玄米に近くなります。

●必要な道具　大鍋、ざる、ボウル、しゃもじ、10ℓ樽、重石、ガーゼ

●つくり方

①大豆をよく洗い、ひと晩たっぷりの水（分量外）に浸ける。

②水にひと晩浸けた大豆①を大鍋で煮る。大豆は親指と小指でつまみ、つぶれるくらいのやわらかさまで煮るのが目安。

③煮上がった大豆はざるに上げ、手でつぶす。ゆで汁をボウル1杯分くらいとっておく。

④最後にふる塩を適量とっておいてから、米麹に塩を加え、しゃもじでよくかき混ぜ、「塩切り麹」にする。

⑤つぶした大豆③に④の塩切り麹を加え、よくかき混ぜる。

⑥大豆と塩切り麹を混ぜ合わせたもの⑤を野球ボールくらいの大きさに丸め、空気を抜く

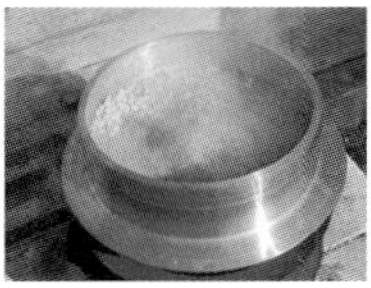
②水に浸けた大豆を煮る

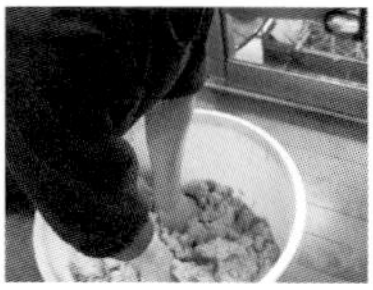
③煮た大豆をつぶす

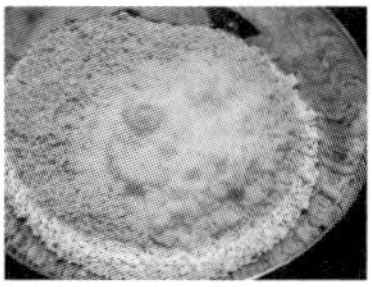
④塩切り麹を用意する

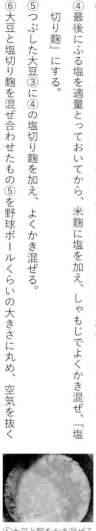

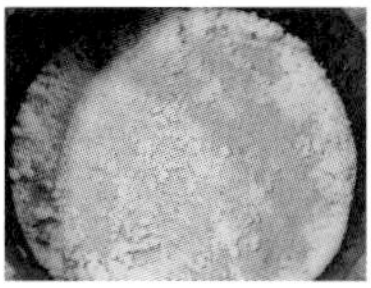
⑤大豆と麹をかき混ぜる

ように上から投げて樽に詰める。このとき、かたすぎてポロポロとまとまらないようなら、③でとっておいた大豆のゆで汁を、少し加えてかたさを調整する。
⑦丸めた大豆と麹を合わせたものをすべて詰め終わったら、表面を平らにならし、④でとっておいた塩をふって、ガーゼをかける（最後に酒粕でふたをするのもおすすめ）。
⑧ふたをして、仕込んだ量の15％ほどの重さの重石をのせ、室外で9〜10か月ほど熟成させる。重石は、仕上がり4kgなら600g、仕上がり5kgなら750gほど。※わが家では、木樽で仕込んでいますが、ホーロー製容器、プラスチック製容器でも可能です。

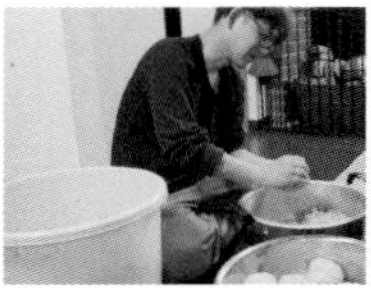
⑥大豆と麹を丸める

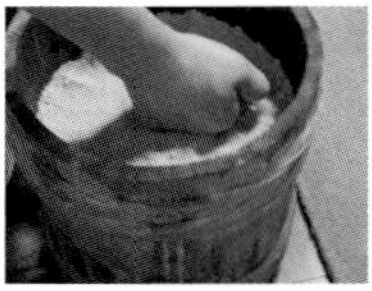
⑦みそ樽に詰めならす

手づくりのしょうゆづくり

大豆と小麦粉に種麹を加え発酵させたものを、しぼってつくります。みそと同じように、10か月くらい熟成させてから使います。その後の熟成は何年でもOK。時間を経るごとに、香りやうまみが出て、おいしくなります。

手づくりしょうゆ

●材料（仕上がりのしょうゆ6ℓ分）大豆…1.5kg、小麦粉（薄力粉。強力粉、全粒粉でもいい）…1.5kg、種麹…2g、水…5.4ℓほど、塩（天日干しの海塩）…1.6kgほど

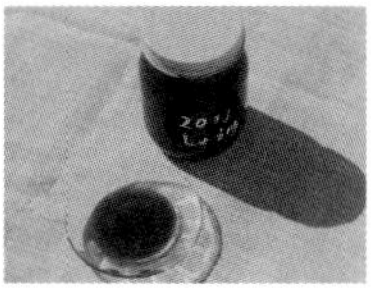
手づくりしょうゆ

●必要な設備　麹室（88ページ）

●必要な道具　大鍋、フライパン、ボウル、ざる、木桶、しゃもじ、うちわ、さらし、深いかご、浅いかご、デジタル温度計、湯たんぽ、保湿シート、もしくは毛布、10ℓ樽（プラスチック製でもいい）、厚手のポリ袋（10ℓ樽が入る大きさのもの）、木綿袋

●つくり方

①大豆をよく洗い、たっぷりの水（分量外）に浸けておく（冬は、ひと晩が目安）。

②ひと晩水に浸けた大豆①を大鍋で煮る。煮上がりの目安はみそづくりよりも少しかためにする。

③小麦粉をフライパンで少し煎る。ボウルに移し、40度以下に冷ましてから種麹を混ぜ、しゃもじでよくかき混ぜる。

④煮た大豆②をざるに上げ、別のボウルに入れる。うちわであおぎながらかき混ぜ、40度弱まで冷ます。

⑤冷ました大豆④に③の煎って冷ました小麦粉を加え、よくかき混ぜる。

⑥麹室の準備をしておく。

⑦大豆と小麦粉を合わせたもの⑤を、水で濡らしたさらしで完全にくるみ、深いかごに入れて麹室に入れる。その際、温度計を大豆に直接差し、温度が表示された部分は外に出しておくととても便利。

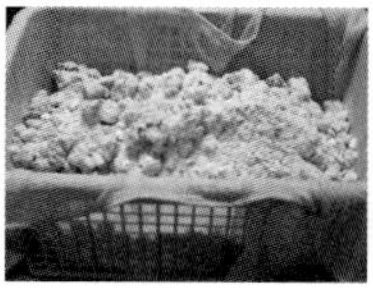

⑦深いかごに入れ麹室へ

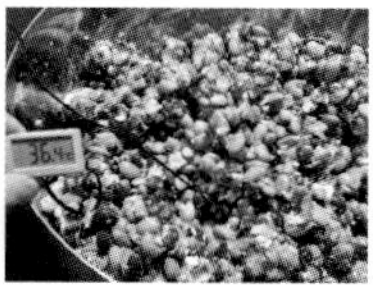

④煮た大豆を冷ます

⑧麹室の温度を30～40度の間で維持する。12時間ごとに湯たんぽを入れかえるといい。ただし、豆麹は高温になることが多いため、保温シートや毛布をはずしたり、麹室の扉を開けたりしてこまめに温度を調節すること。

⑨24時間後に1回目の手入れをする。手順は次の要領。

A 大豆を木桶に移し、かたまりをほぐすようによくかき混ぜる。

B さらしをぬるま湯に浸し、水が滴らないくらいに軽くしぼり、浅いかごに敷く。

C 大豆を浅いかご2～3個に分けて入れたのち、麹室に戻す。

D かごは重ね、いちばん上のかごに水で濡らしたさらしを大豆につかないようにかぶせ、湿度をキープする。その後、12時間ごとに手入れをくり返す。

⑩麹室に入れてから、通常36～48時間で豆麹が完成する。大豆全体が白い麹菌に覆われた状態になる。

⑪塩水を用意しておく。23％ほどの濃度が目安。

⑫塩水⑪に⑩の豆麹を加え、かき混ぜる。

⑬保存用の樽を準備する。樽の中には、厚手のポリ袋を二重にし入れる。この樽に⑫の豆麹と塩水を混ぜたものを移し、部屋の中で2週間ほど初期発酵させてから、室外で熟成させる。

⑭3か月に1回は、全体をよくかき混ぜ、10か月後くらいから使用できる。

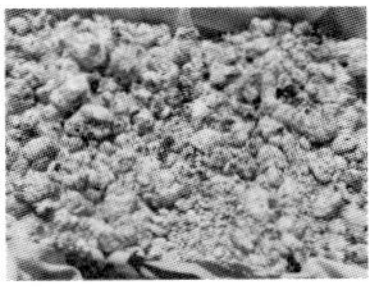
⑨豆の手入れをくり返す

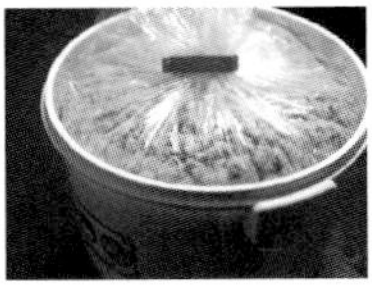
⑬保存用の樽で熟成

⑮でき上がり後は、よくかき混ぜ、木綿袋などに入れてしぼる。※なお、しぼってからはすぐに酸化が始まるので少量ずつしぼるか、冷蔵庫で保存します。

焼酎、もち米、米麹でつくる塩みりん風調味料

焼酎ともち米に米麹を加えて発酵させてつくるものです。独特の甘味は、米が糖化したものです。材料を梅酒のびんに合わせたら、塩みりん風調味料が熟成するまで待ちます。熟成まで時間はかかりますが、作業の手間はそれほどかかりません。

なお、一般家庭での酒類の製造は法律で禁止されています。みりんも酒類にあたります。つくるときに、必ずでき上がり量の2％以上の塩（天日干しの海塩）を加え、塩みりん風調味料として手づくりし、使ってください。

塩みりん風調味料

●材料（仕上がりの塩みりん風調味料2ℓ分）焼酎（アルコール度35度）…1ℓ、米麹（常温に戻す）…450g、もち米…750g、塩（天日干しの海塩）…45g

●必要な道具　ボウル、ざる、蒸し器、しゃもじ、うちわ、さらし、3ℓほどの梅酒びん（ふたつき）

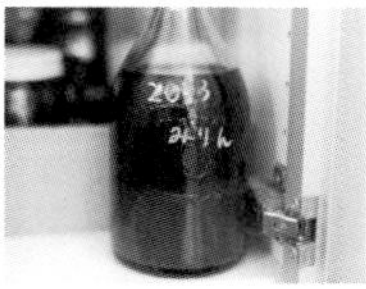

塩みりん風調味料

●つくり方

①梅酒びんを軽く熱湯消毒する。
②もち米をボウルに入れ、水がにごらなくなるまで、よく洗う。
③よく洗ったもち米②を水（分量外）に浸けておく。
④水に浸けていたもち米③をざるに上げ、1～2時間かけて水けをよく切る。さらしなどで水けをとってもいい。
⑤水けをきったもち米④を蒸し器で1時間ほど蒸す。途中で一度、上下をひっくり返す。
⑥蒸し上がったもち米を、うちわであおぎながらよくかき混ぜ、常温まで冷ます。
⑦熱湯消毒した梅酒びん①に、塩、焼酎、米麹、⑥の蒸し上げて常温まで冷ましたもち米を入れ、しゃもじでよくかき混ぜる。
⑧常温の日陰に置いて、6か月ほど熟成させる。

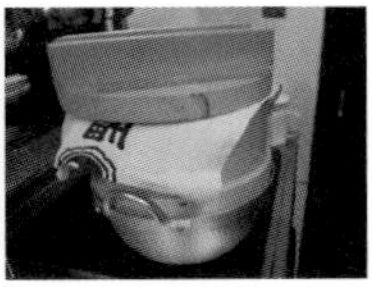
⑤もち米を蒸す

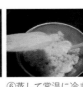

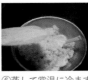

⑥蒸して常温に冷ます

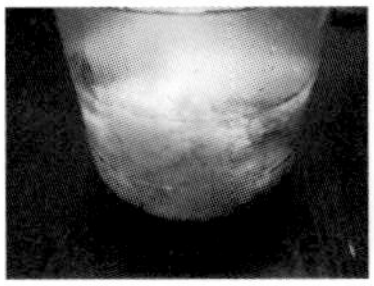
⑧常温で6か月熟成

手づくり調味料でつくるポン酢

しょうゆ、ゆずなどの果汁、みりんを7対5対3で合わせて、だしでうま味を加えたものがポン酢です。わが家では自家製のしょうゆと、自家製の塩みりん風調味料を使います。1週間ほど寝かせると、フルーティなポン酢のでき上がり。鍋もののつけだれ、炒めものや、あえものの調味料としても幅広く使えます。

ポン酢

●材料（仕上がりのポン酢1・5ℓ分）　しょうゆ…700㎖、ゆず果汁（そのほか柑橘系果汁、酢でもいい）…500㎖、みりん、または塩みりん風調味料…300㎖、昆布…15㎝長さ1枚、かつお節…45g

●つくり方

①材料をすべて清潔な保存容器に入れ、1週間ほどおいておく。

②1週間おいてでき上がったポン酢①を、清潔な布（さらしなど）でこして使用する。

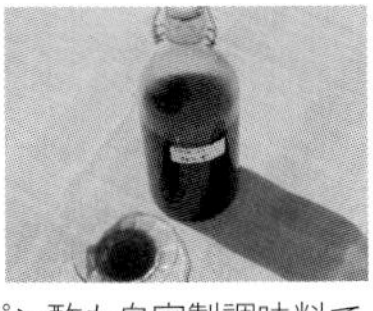
ポン酢も自家製調味料で

手づくりの塩麹、しょうゆ麹

今や、家庭で使う調味料のひとつとして定着した「塩麹」ですが、手づくりする際、水のかわりにしょうゆに漬け込む「しょうゆ麹」のおいしさもぜひ味わってみてほしいです。どちらも、塩やしょうゆに米麹を混ぜ、発酵、熟成させてつくります。うまみが強く、さまざまな味つけに活用できる万能調味料です。

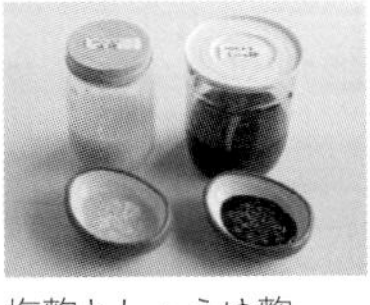
塩麹としょうゆ麹

塩麹

●材料（仕上がりの塩麹800g分）　塩（天日干しの海塩）…300g、米麹（玄米麹でも可能）…300g、水…200㎖（目安です）

●必要な道具　ふたつきのびん（熱湯消毒しておく）、ボウル

●つくり方

①米麹をていねいに手でほぐし、常温に戻しておく。

②ボウルにほぐした米麹①を入れ、塩と水を加える。とろみが出るまで両手でよくかき混ぜる。

③よくかき混ぜた②をびんに入れ、ふたをして常温におく。

④1日1回かき混ぜ、2週間ほどでき上がり。保存は冷蔵庫で。

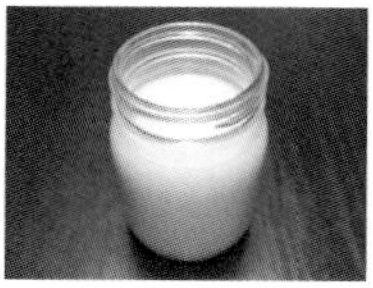

塩麹は塩と米麹から

しょうゆ麹

●材料（仕上がりのしょうゆ麹800g分）　しょうゆ…400㎖、米麹（玄米麹でも可能）…400g

●必要な道具　ふたつきのびん（熱湯消毒しておく）、ボウル

●つくり方

①米麹をていねいに手でほぐし、常温に戻しておく。

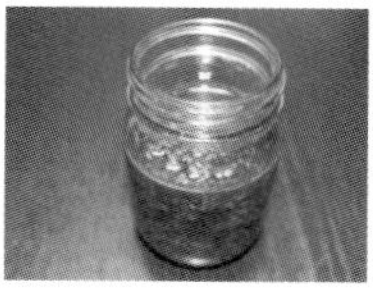

しょうゆ麹

②ボウルにほぐした米麴①を入れ、しょうゆを加える。とろみが出るまで両手でよくかき混ぜる。

③よくかき混ぜた②をびんに入れ、ふたをして常温におく。

④1日1回かき混ぜ、2週間ほどででき上がり。保存は冷蔵庫で。

なお、手づくり調味料のつくり方では、だれでも簡単に始められるように、身近なポリ袋やプラスチック製容器などを使用した例を示しましたが、道具類も天然素材などを工夫して使ってみるとよいでしょう。

第5章

病気にならない食事
私が実践していること

わが家の畑で野菜を育て、「旬」でいただく

わが家の畑では、1年を通して20〜30種類ほどの野菜を栽培し、なるべくそれぞれの季節にとれる野菜を、「旬」でいただけるように工夫しています。

今思えば、栃木に移住したての頃は、いわゆる自然農という形へのこだわりがかなり強かったと思います。私は、生活のあらゆる面を、自然に沿ったものにすることを目標としていますので、農においても、いわゆる自然農による作物の栽培を始めたのは当然のことでした。

栃木に移住する少し前に、札幌で自然農による作物をつくっている農家さんとのご縁があり、月に1回ほど、つくり方や考え方を勉強させていただきました。

それに加え、私は物事を徹底的に調べたい性格ですので、農を始める前に、当時手に入る自然農や自然農法に関する本を何十冊も読んで調べました。自然農あるいは自然農法というのは、呼ばれ方もやり方もさまざまなものがありますが、いずれも、「なるべく手を加えずに」「あるがままの自然の状態を工夫すること」で、作物を育てる方法になります。

具体的には、「土を耕さない」「雑草を抜かない」「農薬を使わない（虫をとらない）」「肥料や堆肥もほとんど使わない」……で、作物を育てるものが多いと思います。

土を耕さない理由は、土中のモグラやミミズなどの生物が動くことや、植物の根が伸びる

こと、さらには、糸状菌などの微生物が菌糸を伸ばすことなどにより、自然に土は耕されるからです。そのため、トラクターなどの大型の機械や、その燃料としてのガソリンなども使う必要がありません。

雑草は抜かずに上の部分を刈り、土の上に敷いていきます。それが土に戻る過程で肥料のような役割を果たします。ですから、肥料や堆肥も使わないか、最小限の使用になります。

肥料を使わない方法では、作物は自分の力で健全に育つため、害虫とされる作物を食べる虫が寄ってこなくなり、農薬も使う必要が少なくなります。

また、できた作物から毎年種をとり、その種を使い翌年の作物を育て、命をつないでいくことができます。遺伝子組み換えや、Ｆ１（一代交配）の不自然な種などが問題になることもありません。

このように自然農は、土、微生物、環境によく、すべてが循環しており、必要となるお金も最小限で、労力も少なく、とれる作物は安全で栄養価が高いものになる……と、まさにコンセプトは「自然に沿った理想的な農法」になります。

自然農の作物は、本来、自分の力で健全に育つが……

しかし、実際に自然農を始めてみると、さまざまな問題が発生しました。たとえば、

「つくる作物によっては、ほとんど育たないもの、まったく育たないものがある」
「作物ができても、虫だらけでほとんど収穫できない」
「とれすぎるものがあるいっぽうで、ほとんどとれないものがある」
「昨年はできたのに、今年はできない……など、年による収穫のばらつきが多い」
「雑草が多くなりすぎて、途中から管理不能になる」

原因は、もちろん私のやっている方法が未熟であり、管理の仕方にもたくさんの問題があったためです。加えて、自然農においても土の状態がもっとも大切であることは変わりなく、とくにその土地が慣行農法から移行した場合、コンスタントに収穫できる土の状態になるまでには、数年以上の長い年月が必要になることは、自然農の世界ではよくいわれていることです。

また、現在は核家族であり、さまざまな活動を並行して行っている環境から、もう少し生活スタイルに合った柔軟な方法を試してみようと考えました。

現在は、有機農や「菌ちゃん農法」も取り入れて

そこで、自然農という形だけにこだわるよりは、有機農などを含めてさまざまな方法を積極的に取り入れてみることにしました。私は、もともとはウイルスの研究者であり、いくつ

かの異なる方法で行った結果を比較して検討する、実験的なことがとても好きなのです。もちろん、どの方法を選択する場合でも、「自然のしくみに沿っている」「自然を破壊しない」という部分から、はずれていないということが大切であることは、いうまでもありません。

最近試してみたいくつかの方法では、「菌ちゃん先生」として有名な吉田俊道先生が提唱している「菌ちゃん農法」でとてもいい結果が出ています。

吉田先生とは、講演会でも何度かご一緒させていただいており、土の微生物（菌ちゃん）を元気にして作物を育てるエキスパートです。菌ちゃん農法でできる野菜は、収穫量も多く、栄養価も高く、とてもおいしいものになります。発酵食品をつくるときの菌と、土の菌が同じ働きをしていることなど、私たちはそれぞれの立場で同様のことを伝えています。

こうして、菌ちゃん農法などの新しい方法を取り入れることにより、収穫量は増え、かつ、おいしい野菜がとれるようになりました。現在私が行なっている農作業は、高価な機械や難しい技術は必要なく、おいしくて栄養価の高い野菜が安定してとれる、だれでもが実践できる方法になっていると思います。

農も自然のしくみに沿っているかということが、大切な本質の部分であり、その方法には特定の決まったやり方があるわけではなく、どのやり方でもこのコンセプトに沿っていればよいということです。自然農という、もともとの軸である自然そのままの農法に加え、自然のしくみに沿っていれば、ほかの新しい軸を柔軟に取り入れ、統合していくことが大切であることが、あらためて実感できました。私は農を通じて、自然に沿うことや、「自他の統合」の本当の意味がよりはっきりと見えてきたのです。

毎日が「盆と正月」のような食卓をあらためる

「ハレ」というのは、お盆や正月、誕生日など、おめでたい日のこと。それに対して「ケ」とは、普段の生活である日常のことです。日本人は昔から、ハレの日には、豪華な食事を用意してお祝いしますが、ケの日々には質素な食事をするというように、けじめを大事にしてきました。「盆と正月が一緒にきたよう」という言い方がありますが、それくらい豪華な食事はまれだったわけです。

でも、昔の人から見た現代人は、盆と正月が同時にきているような食事を毎日しています。メリハリもない。これは、不自然な食べ方です。今や、多くの現代病は食べすぎ、飽食が原因です。いっぽうで、生活の格差がどんどん大きくなり、子どもの貧困の問題も深刻になってきました。今あるもの、とれるもので「足る」ことを知り、ハレとケのメリハリをつけることこそが、現代人に必要であり、根本的な解決につながっていくのではないでしょうか。

基本を大切にしながら楽しく、ゆるく続ける

わが家は、自然に沿った暮らしのなかで、もっとも大切な部分である「食」については、ごはんとみそ汁と漬けものを合わせた「基本の3点セット」（117ページ）を中心とする手づくりの食事を続けています。

もちろん、いやいや実践するのではなく、おいしい、楽しい、うれしい気持ちを大切にしながら、ゆるく続けています。というのも、いくらからだにいい食生活でも、「○○を食べてはいけない」「○○しか食べない」では、続けられるわけがありません。

みんな、おいしいものを食べたいですよね。でも、おいしいものにエネルギーをかけすぎたり、家庭でがんばりすぎたりすると原点を見失ってしまいます。お総菜を買ったり、外食をしたり、ときにはハメをはずしたっていいのです。

自然に沿った食生活のベースさえしっかりできていれば、大きく崩れることはありません。むしろ続けるための糧になると考えています。

ファストフードを食べる人からも、わが家の料理がおいしいと言ってもらえるように、味にメリハリをつけます。和風にこだわらず、スパイスを使ったり、洋風のアレンジもしたりして楽しんでいます。

家族で共有する「育てる」「収穫する」「料理する」

私の息子は、赤ちゃんの頃から田や畑で親が植物に向き合う姿を見ながら、季節によって変化する空気、虫や植物がいきいきとしている生命の息吹を全身で感じてきました。

息子は、今では小学生となりましたが、里山の虫たちの観察に夢中です。彼の3歳年下の妹である娘は、野菜を食べるのが苦手ですが、種まきや苗植え、畑の準備なども手伝い、収穫もともに楽しんでいます。

特別に農作業をやっているという感覚ではなく、あたりまえの生活の一部として、家族で楽しみながら共有する時間が流れます。

収穫した大豆や米などで、みそやしょうゆをつくったり、漬けものを仕込んだりするときも、子どももみそ玉を丸めたり、樽やびんを運んだりして、家族みんなで取り組みます。それらが熟成していくのを、じっと待ちます。時間がかかればかかるほど、みんなの期待は高まります。

もちろん、日々のお母さんの料理も、台所でトントンと包丁で刻む音を聞き、立ちのぼる湯気や香りを感じながらときを過ごしてきました。年齢が上がるにつれて、先に作業することも増えてきました。

単に味だけではなく、そうやって季節やストーリーを感じながら食べられるということは、どんな理屈で向き合うよりも楽しく、すばらしいひとときだとつくづく感じています。実際、仕事をしながら米や野菜、調味料を自作することは、自分たちの経済面だけを優先すると、決して安いものではありません。汗もかくし、疲れるし、時間も手間もそれなりにかかるものです。

ではなぜ続けるのか。それはシンプルに楽しいから。生きる喜びそのものだからです。

ごはんとみそ汁を中心とした一汁一菜と、季節の野菜のおかず

わが家の食卓には、日々、ごはんとみそ汁と漬けものを合わせた「基本の3点セット」が並びます。

ごはんは、玄米か、分づき米が中心です。1日1回は玄米か、分づき米をいただくようにしています。でも、暑い時期などは、もちもちっとした玄米を重く感じることもありますから、分づき米にしたり、雑穀を組み合わせたりしています。

米は仲間とつくった無農薬天日干しのものを食べますが、ごはんがおいしいとそれだけでごちそうです。炊き方、ふかし方にもこだわります。

私は、365日これさえあればいいと思っていますが、いくらみそ汁を具だくさんにしても、育ちざかりの子どももいますし、やはりさびしい。そこで、おかずを合わせます。

おかずは、季節の野菜を使ったもの。「ま・ご・わ・や・さ・し・い」（120ページ）からとってきます。彩りがよく、赤白黄緑黒の5色があるかで判断してもいいでしょう。毎度の3食がこの原則にのっとっていなくても問題はなく、1日、もしくは1週間単位でおおまかなバランスがとれているようならよしとしています。野菜のおかずが一品添えられた「一汁一菜」でも、腸内細菌が元気であれば、品数になんの問題もありません。

一汁三菜にすれば、十分なごちそうになりますね。そして何よりも、からだにいいからといって、食べすぎには注意し、とくにおとなは、「少食」を心がけます。

食の大原則「身土不二」と「一物全体」

毎日どんな食事をするのかが、健康にとってもっとも大きな要素になります。わが家が大事にしている食の大原則は、「身土不二」と「一物全体《いちぶつぜんたい》」のふたつです。「身土不二」とは、私たちのからだと住んでいる土地は同じもの、切り離せないということ。その土地でとれた旬のものが、私たちの健康を支えてくれているわけです。

なぜなら、夏にはからだを冷やす野菜が、冬にはからだを温める野菜がとれますよね。季節に合った野菜を食べることは、そこに住む私たちのからだにとって、理にかなっているといえます。

それだけではありません。その土地の微生物も、大地に根づいた野菜に養分を与えることで命を支えているだけではなく、それを食べる私たちのからだをその土地にふさわしいものにしてくれるのです。

そして、食べることは命をいただくことですから、「一物全体」で食べることが大切です。生きているものは、すべて丸ごとで完全であり、バランスがとれているものなのです。

私たちは精米したものを食べすぎている

米なら精米したものではなく玄米で、野菜なら皮や根も積極的にいただきます。玄米は体内のミネラルを一緒に排出してしまうとの見方もあり、避けている人もいますが、私は逆に、からだにとっての有害物質を排出してくれる強力な解毒作用だと思っています。

玄米を土に植えれば、芽が出ます。玄米をいただくことは命を丸ごといただいているということです。

玄米で下痢をしてしまうのは、玄米が悪いのではなく、玄米を受けつけないからだを改善していくという視点をもつことのほうが大切です。気になる人は発芽玄米にするなど、食べ方を工夫し、雑穀米から始めて腸内を整え、玄米が食べられるからだにしていくといいと思います。何より、私自身は玄米食にして10年以上経過しましたが、10年前よりもはるかに健康的になっていることを実感しています。

すべていただくことで、ビタミンやミネラル、食物繊維をそこなうことなく口にすることができ、よく噛むことで、消化にも腸内細菌にもいい影響を与えます。ゴミも出ません。

現代人は、これらふたつの原則からかけ離れた食生活になりがちです。季節にかかわらず、一年じゅう好きなものを食べることができますね。また、よく噛まなければいけない玄米ではなく、食べやすい白米を好むなど、普段から精米したものばかりを食べがちです。

本当は、自給自足の生活をするのが理想的ではありますが、そうではなくても、その土地でとれたものを余すところなく食べることで、自然に沿った食生活は実現できるのではないでしょうか。

米とともに「ま・ご・わ・や・さ・し・い」で

●ま＝まめ……大豆（みそ、しょうゆ、豆腐、納豆など）、小豆、えんどう豆、いんげん豆ほか

●ご＝ごま……ごま、木の実（松の実、ピーナッツ、くるみ、ぎんなんなど）

●わ＝わかめ……わかめ、昆布、ひじき、のり、あおのり、あおさほか

●や＝やさい……根菜（ごぼう、にんじんなど）、葉菜（キャベツ、白菜、青菜など）、果

菜（なす、トマトなど）
●さ＝さかな……小魚（しらす、あじ、いわし、さんまなど）、貝類、小えびほか
●し＝しいたけ……きのこ類（しいたけ、しめじ、えのきたけ、きくらげ、エリンギほか）
●い＝いも……さつまいも、里いも、じゃがいも、山いも、長いもほか
※「ま・ご・わ・や・さ・し・い」は、食品研究家で医学博士の吉村裕之先生が提唱されている、バランスのよい食事の考え方です。

何を食べるかに、生き方が表れる

世界の人々が普段食べている食の多様性を見てもわかるように、人のからだはとても適応力が高く、あらゆる食事にとりあえずは対応することができます。肉を食べ続けていたら肉を食べていく腸内細菌やからだになり、海藻を食べ続けていたら海藻を食べていく腸内細菌やからだに変化していくということも間違いではありません。

では、何を食べてもいいかというと、そうではないと思います。

基本は自分が暮らす土地の自然に沿って、食も選択するのがいいでしょう。日本に住む私たち日本人は、日本人特有の遺伝子や体質、習慣、風土がありますので、海外の人と同じ理論、考え方がいいというわけでもありません。

日本は幸いにも、とても恵まれた環境にあります。これは世界的に見てもめずらしく、365日季節が巡ってくるということは、冬の一時期を除き、さまざまな食べものが次々に得られるということなのです。身土不二といい、この自然の恵みに合わせて、感謝していただくことで、本来は健康に暮らすことができます。

何を食べるかというのは、その人の考えや人生そのものであり、生き方や人柄をも表します。そして、食べるために何を選ぶかというのは、社会全体にも影響し、社会全体からの影響も受けます。

肉食を続けると、腸内の悪玉菌が増える

私はあまり肉食を推奨しません。なぜなら、1kgの肉をつくろうと思ったとき、穀物なら5〜10kgは必要になるからです。今、地球上では毎日6万〜7万人の人が餓死しているといわれています。もし私が肉を食べなければ、それだけの穀物が供給できるわけです。でも、ほとんどの人はそのことを知る機会がないから、何も考えずに肉を食べています。

本来、腸内細菌が元気であれば、粗食であっても栄養素のほとんどを供給してくれます。穀菜食で栄養不足になるのは、腸内細菌がダメージを受けているからなのです。

ですから、簡単に栄養素を補給できるサプリメントや、吸収のよい肉類をとると、むしろ

一時的に体調がよく感じることもあります。

肉を食べてもすぐには健康に影響は見られません。しかし、肉を食べ続けると腸内細菌もそのように変化していくと述べましたが、肉食を多く続けるといわゆる悪玉菌が増えるのです。自分の便を見てください。肉食が多い場合、そうでないときと比べて腐敗臭がすることがわかるかと思います。

一時的にスタイルや体調がよくなることと、生涯健康であることとは違います。腸内細菌の悪化は、長期的には確実に美と健康に悪影響を与えます。自分にも、次世代にも環境にもです。

また、植物も動物も同じ命をいただく行為という意見もありますが、動物を食べ続けることは、植物の5～10倍もの命を食べ続けるからだになるということでもあります。

私も完全なベジタリアンではありませんが、肉はなるべく控えるようにし、食べるときは、これらのことを理解し、多くの命に感謝していただくようにしています。

脳が喜ぶものと、からだが喜ぶもの

おいしいと思うものを食べることは、いいと思うのです。満足感が得られ、精神的にも安定しますから。でも、それだけではいけません。

味の濃いおいしいものが、必ずしもからだにいいわけではありませんから。食事は、単に空腹を満たすためのものではない、ということです。

頭（脳）が喜ぶものだけではなく、からだが喜ぶものを選びましょう。そういう視点で食べものと向き合っていると、「からだにとっていいもの」がますますおいしく感じられます。

素材のもっている奥深さと、その素材から五味（甘味、酸味、塩味、苦味、うまみ）が引き出され、おいしさが染みわたる感じがつかめてきます。そしてからだが求めていることを、自然に頭でも楽しく、うれしい感覚としてつかめてくるのです。

たとえば、夏にできるトマトは味が濃く、みずみずしくおいしく感じるように、その季節だったり体質だったりの違いで、欲するもの、おいしいと思うものも、変わるようにできているのだと思います。

現代は、あまりにも浅はかに、からだの本当の欲求と頭の満足感を混同している人が多いと感じています。

腸と腸内細菌にいいものが、人の健康にもいい

腸および腸内細菌にとっていいものが、人の健康にとっていいものです。いつも強調していますが、腸および腸内細菌の状態が人の健康にとって、もっとも大切だからです。腸にとって何が大事かということを考え、それを基準に食材を選んだり、献立を考えたりしてみてください。

今は、選択肢がたくさんある時代。「肉がいい」「牛乳がいい」「〇〇がいい」……という本が山ほどあって、反対に「〇〇がからだに悪い」という本も山ほどあります。

情報にふりまわされ、何がいいのかわからなくなったときこそ、あれこれと理屈や理論で考えるのではなく、腸にとって何がいいのかを考え直してみてください。すると、ほぼ間違いはありません。

悲しいことに、日本は世界3位のフードロス大国だそうです。本来、食事として食べられるために生産されたものが、食べられずに廃棄されているということです。

大切なのは、この食事によって私たちの命が支えられているのだ、という謙虚な気持ちをもつこと。嫌いだから食べないのではなく、今あるものをおいしくいただこうとする気持ち

も、どうぞ続けてもってください。子どもも、親がおいしいと思って食べていると、自然と食べられるようになるものです。

健康の秘訣は「今あるもの」から食事を考えること

「○○が食べたいから、××を買ってこよう」と言って、食材を買ってくるのが一般的だと思います。「○○が食べたい」という気持ちはよくわかります。

でも、わが家は違います。「身土不二」と「一物全体」の原則に沿いたいと考えていますので、「今日は、畑でこれがとれたから、△△を食べよう」という逆の考え方を実践しています。

わが家の畑では、一年じゅういろいろな作物がとれます。米や大豆もつくっています。米や大豆から、みそやしょうゆなどの調味料類もできる限り手づくりします。食べるものはなんでもつくる自給自足です。野菜そのものがおいしいので、味つけや料理法はシンプルでも十分に満足感が得られます。

とくに、夏には野菜がよくとれますから、その期間はほとんどスーパーには行きません。地方に住んでいるので、食べものをいただく機会もよくあります。今あるものからメニューを考え、すべてをおいしくいただくことも、健康の秘訣だと思っています。

加工食品を食べすぎている

私たちが健康ではなくなっている大きな理由のひとつは、加工食品を食べすぎていることにあります。なぜなら、加工食品には保存するための添加物がたくさん入っているからです。コンビニ弁当ひとつとっても、すごい量ですよね。そうでなければ売りものにならないのです。万が一、どこかで食中毒が発生したら、全部回収しなければなりません。そうならないように、添加物や防腐剤を使わざるをえないのです。これは、食品会社だけが悪いわけではありません。私たちが選択してきた結果でもあるのです。

もうひとつの問題は、加工食品は「生きたものではない」ということです。私たちの腸やからだは、生きたもの、あるいは発酵食品などの微生物が働いたものを食べないと健康にはなれません。

ならばどうしたらいいか。できるだけ手をかけて、自分でつくることです。家で食材や調味料を選んで料理して食べれば、健康的になれます。まずは、本物の調味料（みそ、しょうゆ、みりん、酢、塩など）をそろえましょう。さらに、鮮度がよく、ていねいに栽培された米と野菜が必要です。素材そのものがおいしければ、味つけもシンプルで結構。毎日ゆとりをもってつくることができて、おいしさに驚くでしょう。

これが「自然食」の醍醐味なのです。いやいやするのは逆効果。時代に合わせて手の抜きどころもあっていいでしょう。できる範囲で続けてみてください。

現代は野菜自体のパワーも落ちている

どんなにからだにいい食べものであっても、時代によって変化します。

たとえば、野菜の栄養面について見てみると、50年前に比べて現在は、ビタミンは10分の1、ミネラルや鉄分は50分の1になるなど、激減しているものもあります。本当は、玄米菜食を実践すれば元気になれるはずなのに、今は野菜自体のパワーが落ちているのです。

その理由は、おもに作物のつくられ方と、新鮮な旬のものを食べなくなっていることにあります。

かつてはよかったけれど、今はそうでもないことがたくさんあります。時代によって、食材も、食材のもつ栄養素も、流通の仕方も、食べ方も変わってきます。

生活習慣も大きく変化しました。ほとんどが農民であった昔は、多くの人が重労働でからだを動かしていたのです。当時の人々のからだに合う食事と、現在のように多くの人がデスクワークをしている時代に、同じ食べものがからだにいいわけはありません。

宮沢賢治の作品のなかに、「一日ニ玄米四合ト味噌ト少シノ野菜ヲ」という言葉があります。現代人が1日に玄米4合も食べたら、みんな病気になりますよ。

また、戦後、食料がいきわたらない時代などは、パンや乳製品などが私たちのからだを救い、支えてくれていたでしょう。

時代によって、何が健康にいいかもまったく変わってきます。だからこそ、なるべく広い視野をもって、何が正しいのかを考えてみる。それで迷ったときには、何が自然に沿ったことであるのか、何が腸にとっていいのかを考えればいいのです。

肉や揚げものの量を減らし、和菓子を選ぶ

たとえば、肉や牛乳、油、砂糖など、からだのために控えておきたい食べものはいくつかあります。でも、絶対に食べてはいけないとはいいません。

たまにはいいじゃないですか。添加物をちょっと食べたからといって、すぐにどうこうなるわけではありません。みんなで集まって食事をしているときに、あれ食べないこれ食べないでは、人間関係も悪くなりますし、出された食べものに対しても失礼です。

わが家でも、なるべく控えるようにしていますが、ほんのちょっと加えただけでうまみになり、とてもおいしくなる食材もありますよね。

でも、今の人たちは、あきらかに肉を食べすぎていて、揚げものや甘いものも大量にとっています。

そういう人たちの場合は、量を減らしたほうがいいと思います。肉を食べるにしても最小限にし、できるだけいい環境で育ったものを使うようにしたいものです。

甘いものに関しても、未精製の砂糖を選ぶ、できるだけ洋菓子より和菓子のほうを選ぶ、動物性の食べものをとりすぎてしまった翌日は控えるなど、工夫していきましょう。

今、いろいろな目新しい健康法が話題になっていますので、私の提案することを疑問に感じる人がいるかもしれません。ここで少し補足をしていきます。

「糖質制限」よりも「糖質選択」

たとえば、「糖質制限」です。現代の多くの病気は「食べすぎ」が原因ですから、やり方によっては一時的にいい場合もあるかもしれません。でも、甘いものの糖質と米などの穀物の糖質をひとまとめに悪いものとして、極端に制限するのはいいこととはいえません。

糖質には控える必要のあるもの（砂糖などの甘いもので単糖類、二糖類）と、控えてはいけないもの（穀物などの多糖類で、とくに精製していないもの）があり、「糖質制限」ではなく「糖質選択」をすることが正しいといえます。

糖質を極端に制限しても、「糖新生というからだのシステムがあるので問題はない」「糖質以外の脂質やたんぱく質などがエネルギー源として使われるため、ダイエットにもいい」といわれることがあります。しかし、これは短絡的なとらえ方です。何より、人のからだのことしか考えていませんし、世界全体の食糧供給の面から見ても持続不可能です。

極端な糖質制限は腸内細菌にダメージを与える

本来は、腸内細菌の状態がよければ、食事法で栄養が問題になることはほとんどありません。腸内細菌、とくにいわゆる善玉菌の栄養はおもに糖質ですので、極端な糖質制限をすると腸内細菌がダメージを受けてしまいます。問題は、腸内細菌がダメージを受けても、ただちに影響が見られないことです。

しかし、健康の要である腸内細菌が受けたダメージのその後の影響ははかりしれません。ですから、一時的に痩せて健康的になったように見えても、それが長期的に内面からの美と健康を維持してくれるものではないのです。さらに、その腸内細菌は次の世代や環境にも受け継がれていくものです。

農でも同じことがおきています。有機物を含まない化学肥料を与えると、土の中の微生物の栄養がなくなり大ダメージを受けますが、毎年、化学肥料と水をやれば作物は育ちますね。だけど、見てくれは立派でも、その作物の栄養価は著しく低下してしまいます。簡単に説明すると、糖質制限をするということは、それと同じようなことをやっているのです。

精製された糖質は腸内細菌に届かない

そもそも糖新生は、「人間は飢餓に直面すると死んでしまうので、その間とりあえず生きるために動かすエンジンのこと」といっていいでしょう。

一時的な断食などではなく、厳しい糖質制限を長期間続けることは、ホルモン系、自律神経系、内分泌系、免疫系など、すべてがその飢餓状態という不自然な緊急事態の状態に、ずっとさらされ続けるということです。

ただ、糖質のなかでも、砂糖などの甘いものや白米などの精製された糖質は吸収が早すぎて、さまざまな健康障害につながりますし、腸の奥の腸内細菌には届きません。腸内細菌の栄養となるには、米、麦、いもなどの精製されていない穀物を少量でもしっかりとる必要があるのです。糖質制限に限らず、さまざまな食事法、健康法の情報がたくさん出まわっていますね。情報はあればあるほど、混乱します。だからこそ、情報を選択する基準をもつことが大切なのです。

取り寄せよりも、地産地消

食に関しての安全性が、非常に問題になっていますね。

たとえば、食品に含まれる放射能の問題ひとつとってもそうです。わが家でも、遺伝子組み換え食品や放射能の問題は真剣に考えています。しかし、作物などへの影響を全部チェックするわけにはいきませんし、そもそも国の安全基準自体が正しいかどうかもわかりません。そのほか、添加物、農薬、ポストハーベスト、トランス脂肪酸、精製塩など、本当にいろいろな食の問題があります。

だからこそ、生産者との顔の見える関係が非常に重要です。

人とのつき合いから信頼関係は生まれます。また、そうした問題に取り組む仲間を増やすことにもつながります。

遠くのいいものを取り寄せるよりも、近くの畑でとれる旬の野菜や、顔が見える生産者のつくったものを、地産地消することをおすすめします。

またスーパーマーケットに並ぶものより、近所の青果店さんでコミュニケーションをとりながら食材を選ぶほうが、やはり安心できますね。

都会の人などで、旬の野菜にふれる機会が少ない場合は、近隣の有機農家さんの週1回の宅配の野菜セットなどを利用するのもいいかもしれません。直送の野菜のおいしさに、きっと驚かれると思います。いい野菜をつくる農家さんを応援することにもなりますね。

自然な暮らしと、植物性の食べものを中心とする食事法

世の中には、「この食べ方こそが健康にいい」という、じつにさまざまな食事法に関する情報があふれています。

125ページでもふれたことですが、大きな書店に行くと、いっぽうに「牛乳をたくさんとるようにすすめる本」があるかと思えば、もういっぽうには「牛乳は絶対に飲まないほうがいい」という本があります。

同じように、「肉をたくさん食べるほど健康にいい」という本があるかと思えば、「肉はなるべく食べないほうがいい」という本があります。

そしてそれぞれの本、たとえば牛乳をとることをすすめている本には、はじめから終わりまで、牛乳がからだにいいという理由を、ときにはたくさんの論文を引用しながら一貫して説明しています。

いっぽうの牛乳をとらないことをすすめている本も同様で、数百ページにわたって、牛乳がからだに悪い理由を理路整然と解説しています。

よく話題にされるのが、「なるべく植物性の食事をとる」のがいいのか、あるいは、「動物性の食事を積極的にとる」のがいいのかという問題です。

植物性を中心とした食事を推奨しているものの代表には、「完全菜食」といって、いっさいの動物性の食べものをとらないヴィーガン、植物性の食べものを中心としながらも、卵や乳製品をとるベジタリアンや、マクロビオティックなどがあります。

自然な暮らしを実践している人は、こうした食事法をとっている人が多く、私の知人や講演会に来てくださる方々も、多くが採用している食事法になります。私が本や講演会でおすすめしている食事法もこちらに近いものになりますね。

さまざまな食事法は、じつは「枝葉末節」で本質ではない

そのいっぽうで、ここ10年ほどで「糖質制限」という考え方が急速に広まっています。糖質である炭水化物が人のあらゆる健康を害している主役であり、その摂取を控えるという考え方に基づいた食事法になります。

単純に主食であるお米の摂取を少なくする方法から、「Ｍｅａｔ（肉）」「Ｅｇｇ（卵）」「Ｃｈｅｅｓｅ（チーズ）」の3つの食品を中心にとる「ＭＥＣ法」、さらには、すべての糖質量を計算して、可能な限り糖質を減らすという厳格な方法まで、糖質制限にもさまざまな方法があります。

植物性の食品を中心とした糖質制限法というのもありますが、この食事法を指導している

ものの多くは、肉や魚なら制限なくいくらでも食べていいというものが多いと思います。

さらには、「〇〇フリー食」といって、特定の食べ物を「可能な限りとらない」という食事法もあります。代表的なものに、砂糖をとらない「シュガーフリー」、小麦をとらない「グルテンフリー」、牛乳・乳製品をとらない「カゼインフリー」、不飽和脂肪酸をらとない「プーファフリー」などがあります。

これらの食事法のなかには、互いに相いれない考え方や、まったく正反対の食事法もあり、ネット上などではときに大激論となり、互いに他方を批判、攻撃している場合もめずらしくありません。

勉強すればするほど、さまざまな考え方や理論が登場するために、何がいいのか悪いのか、わけがわからなくなります。

じつは、どのような食べ方がからだにいいというさまざまな食事法は、補助的な情報であり、もっとも大切で本質的な部分ではないのです。つまり枝葉末節の話であり、いちばん大切な柱で中心となる部分ではありません。

枝葉のある部分に着目すれば、たとえばヴィーガンがよく、別の枝葉に着目すれば、MEC法がいいということにすぎないのです。

まず、大切なのは「不自然なものをとらない」こと

食べ方のもっとも大切な中心の部分とは、次の2点です。

1＝不自然なものをとらないこと
2＝すべての栄養を十分に巡らせること

1の「不自然なものをとらないこと」についてです。まずは植物性あるいは動物性などが、よいのか、悪いのかではなく、「本来自然界にあるものであるかどうか」が重要であるということです。

その意味において、もともとは自然にはない人工的なもの、つまり化学物質を使ったものは「不自然なもの」ということになります。具体的には、農薬、添加物、加工食品、インスタント食品、遺伝子組み換え作物、ゲノム編集作物、放射能などをなるべくとらないことが大切です。

次に、もともと自然界には精製・精白されたものや、単一の成分だけのものはないということです。たとえば、白砂糖、白米、精製された真っ白な小麦粉、食塩（精製塩）、サプリメント（単一成分）などは自然界にあるものではありません。

また、ひと昔前までは、自分の住んでいる地域でとれないものや、季節はずれのものは手に入りませんでした。現在では栽培方法の改良や流通手段の発達により、一年じゅう好きなものが世界じゅうのどこからでも手に入りますが、これらも不自然なものになります。

旬の食べものと、それ以外の時期にとれた食べものでは、見かけはまったく同じでも、含まれる栄養価も味も大きく違うものになります。ですから、地産地消で旬のものをいただくことが自然に沿った食べ方になります。可能なら自分で作物をつくることをおすすめしている理由にもなっています。

栄養を巡らせるなら、腸内細菌によい方法で

次に、2の「すべての栄養を十分に巡らせること」についてです。重要なのは、できるだけ多くの栄養をからだじゅうに巡らせることです。このためには、「できるだけたくさんのものをとる（食べる）」という方法と、「腸内細菌を元気にすること」のふたつの方法があります。

現代では、たくさんの栄養を得るために、どうしても何かをとるという方向に行きがちです。とりあえず、これがもっとも簡単な方法であり、また、サプリメントを含めてあらゆる食べものが容易に手に入るからです。また、からだのためには、「卵がいい」「納豆がいい」

という情報がテレビなどのマスメディアに出ると、次の日のスーパーの棚からこれらの食品が消えるなど、安易で短絡的な情報の伝達もあっという間です。

しかし、食べものをとること以上に大切なもうひとつのことは、腸内細菌をよい状態に整えることなのです。何度もくり返しますが、腸内細菌の状態が人の健康にとってもっとも大切だからです。腸内細菌が元気であれば、人が生きるすべての栄養を必要な分だけ供給してくれますので、本来特別なものをとる必要はありません。実際にかなりの粗食であっても、世界じゅうの先住民などは、今よりもずっと健康的に生きてきました。

ですから、特別なものをとること以上に腸内細菌を元気にすることが大切であり、どうせとるなら、腸内細菌によい方法でとるのがよりよいことになります。

健康的に生きるという意味では、ヴィーガンでも、マクロビオティックでも、MEC法でも、ほかのどのような食事法でも、栄養素が十分にとれるのであれば大丈夫です。あらゆる栄養素が「きちんと巡る」ということが本質であり、方法論はあまり重要ではないからです。

しかし、たとえば、菜食を徹底して元気になった人は「ベジタリアンがよかった」と伝えます。糖質制限をして調子のいい人は「糖質制限がいい」と言っているのです。ですが、本質はそこにはありません。どの方法でも栄養がきちんと滞りなく巡っていれば、この方法が絶対に正しいなどと固執する必要もなくなり、少しおおらかに余裕をもって食を考えることができるでしょう。

食に関しても、自分の考えである自己軸を大切にしながらも、ときには違う考えのものやいつもと違うもの（他者軸）を取り入れ、統合していくことが大切になると思います。このように考えれば、強く自分の考えだけを主張したり、言い争ったりする必要もなくなるのではないでしょうか。

どのような方法でも、何かに強く制限をかけることは、何より自分が楽しくありませんし、人間関係も悪くなります。そのような方法が健康につながることはないでしょう。

植物性寄りの食事のほうが、環境や地球にもやさしい

では、なぜ私は植物性寄りの食事をおすすめしているのでしょうか。122ページでもふれたように、肉を1kgつくるのに、穀物は5〜10kgは必要になります。使用する水に換算すると、さらに穀物の量の数倍から10倍もの量が必要になります。つまり、植物性に近い食事のほうがやさしいのです。それも、動物、植物、微生物、環境、地球などのあらゆる面にやさしいことになります。どのような食べ方でも栄養がきちんと巡って健康になるのであれば、すべてによい方法で自分たちも元気になるのがいいのではないでしょうか。

健康面だけではなく、それ以外のあらゆる面を考慮して、持続可能で環境に負荷をかけない、地球の一員としてのあり方を提案させていただいているのです。

ですから、私が本書でおすすめしている食事のあり方も、ひとつの参考になればいいのであり、こうでなくてはならないといったものではありません。それぞれが、それぞれの考え方で自分たちの食を考えるきっかけにしていただければと思います。

第6章

食育と食生活の基本

食育は母乳育児と離乳食から始まる

「食育基本法」というものが制定され、国の指導に基づいて保育所や学校などの教育現場などでもさまざまな試みがなされ、耳なじみのある言葉になりました。

もちろん、食育は健康で活力のある人間を育てるために大切なことになります。

しかし、わが家の食育は難しいことは考えていません。なぜなら、食育に必要とされるあらゆる大切なことは、特別に何かをすることではなく日常生活のなかにすべて詰まっているからです。

つまり、普段の生活そのものが食育であり、教育でもあります。そして、本当の食育は、子どもの物心がついてから意識するのでは遅いと思うのです。

食育は、母乳育児、離乳食から始まっています。まずは、赤ちゃんに母乳をたっぷり飲ませて抱っこするという、あたりまえのことが第一であり、大切なスタートになります。

人間の基礎の時期といわれる乳幼児期は、基本的に、発達段階のなかでもひとときも離れず一緒にいる時期です。

赤ちゃんをおんぶをしながら、料理、掃除・洗濯、畑の収穫、買いものなど、生活のあらゆることをできる限り行なっていきます。赤ちゃんは母の背中を通して、食行動だけではなく、母の言葉、行動、心のあり方、生命の息吹や、ぬくもりを感じていきます。

私は、離乳食はわざわざ準備する必要はないと思っています。戦後頃まで日本人は離乳食をどのように与えていたかというと、お母さんが食べたものを口移しで与えていました。噛み砕いたり、やわらかくしたり、唾液とかいろいろなものが混ざりますが、これは、お母さんと同じものを食べていたということになります。

ですから、お父さん、お母さんと同じ食事から1～2品をとって、5か月なら5か月、1歳なら1歳の子が食べられるようにやわらかくして与えればいいのです。

味覚や腎機能の発達を考えると、味覚は5～6か月から発達し、腎機能は7～9割はおとなと同じになります。本当のことをいうと、特別、味つけを薄くする必要もありません。ただ、最初のうちに濃い味つけのものを与えてしまうと、薄味のものをまったく受けつけなくなってしまいます。ですから､最初の1～2か月は味つけの濃さに注意する必要はあります。

食育の基本は「食事の軸」をもつことから

子どもが大きくなれば、一緒にやってみることも増えてきます。

畑の準備をすること、種をまくこと、苗を育てること、収穫すること、種をとること、調味料をつくること、調理をすること、食事のあいさつをすること、食べものに感謝すること、食器を準備して片づけること……つまり、私たちの食生活にかかわる活動のすべてが食育に関係します。基本は大切にしながら、自分なりの判断基準、食事の軸をもつようにしましょう。

たとえば、わが家なら、120ページで紹介したように、「ま・ご・わ・や・さ・し・い」が食事の基本です。具だくさんのみそ汁とごはん（玄米か、分づき米）と漬けもの。加えて、季節の野菜を取り入れたおかずを1～2品用意します。忙しくても、3食のうち、2食はごはん、1日1回は、みそ汁を飲むことを心がけています。

乳製品は嗜好品としていただきます。

子どもは補食として、1日に1～2回、おやつを用意します。子どもにはあれこれ説明しません。ダラダラ食べることはせず、食べすぎないこと、できるだけ決められた時間に食事をするように心がけています。

ただし、親がどんなに「からだにいい」と考えているものでも、子どもが欲しなければ、無理して与えません。まずは引いてみることも大切です。そのなかで、よいと思ったものは、あきらめずに信じて続けていく忍耐力も必要になります。

このように、それぞれの家庭に合った「手をかけること」「手を抜くこと」のバランスを、日常の実践を通して試行錯誤しながら見出していくと、よいと思うのです。

健康法の足し算よりも、食べすぎない「引き算」が大切

そうはいっても、現代の子育て環境には、「孤育て」「核家族」「共働き」「母子分離」など、根本的に大きな問題がはじめからあります。昔の大家族、多世代で暮らしていた状況とは違いますので、家庭のなかだけでやろうと思っても物理的にできないことのほうが多いでしょう。

そのなかでも、「できるだけ手をかけること」をひとつずつでも、ふたつずつでも工夫して実践していただきたいと思います。「手づくり」というのは、すべてを一からつくることだけではありません。忙しい日に、スーパーでお総菜を買ってきたとしても、お皿に盛りつけることや、家族がいればできるだけ一緒の時間に、会話しながらいただくという心のもちようがとても大切です。

そして、「〇〇を食べると健康になる」という足し算よりも、「食べすぎないこと」。つまり、引き算も大切です。

世界を見わたしてみると、全世界の人口の約1割は飢餓で亡くなっているとされる現状です。持続可能な食環境は家庭から始まります。「自分の健康にいいもの」が、「周囲のすべてにとっても、環境にとってもいいものである」という視点をもてるといいですね。

その際には、腸内環境を整えることを最優先に考えるといいでしょう。そのために特別な

ものは必要ありません。「食育」は言葉や理想ではなく、手を使って五感で感じる伝承が大切です。見えないことにこそ本質があるのです。

素材の味を大切にし、糖質を制限しすぎない

食事はただ健康を維持するものではなく、季節を感じたり、素材やその食べものの奥深さを感じたりするものですね。食事は人生における楽しみでもあるのです。

おとなも子どもも、食を通して五感が育ち、感性が豊かになります。

124ページで紹介した「五味」は、みなさんも聞いたことがあると思いますが、日本には、さらにもうひとつの六番目の味覚、「淡味《たんみ》」というものがあるそうです。精進料理に欠かすことのできないだしの味、すなわち、昆布や干ししいたけの自然なうまみや風味、あるいは使用する素材そのものが内に秘めている味わいが「淡味」であるといわれています。

化学調味料などの濃い、はっきりとした味は、強烈に味覚に訴えます。ファストフードのように、はじめのひと口から強烈な刺激でガッチリと食べている人の感覚に訴えるものは、確かにおいしく、くせになる味かもしれません。しかし、わが家では、素材の味を感じることを大切にしています。

ほかには、「糖質を制限しすぎないこと」「たんぱく質は、だいたい〝手の平量〟を目安にする」「腹八分目」などを意識しています。

カルシウムは量よりも、海藻や季節の青菜などから少量でもしっかりとること。また、色とりどりになるよう工夫すること。新鮮で旬のいきいきとした野菜をいただくこと。未精白なもの、発酵食品、海のもの、山のものを入れるようにすることなどです。

そして、しっかり消化吸収できるために、胃腸の状態をよくみて、不調を感じるときには養生し、整えておくことです。

こうでなければならないというように、難しく考えすぎずに、無理なく持続できることが大切です。これらは、1食ずつではなく、1日ごと、あるいは、1週間という大きな単位でバランスがとれているかをみています。

多種多様な腸内細菌を育むためには「他者の菌」も必要

しかし、栄養をとること以上に大切なのは、腸内細菌の状態です。腸内細菌はなるべく多種多様の菌を育むことが大切です。

ですから、自分たちのもつ菌だけではなく、「他者の菌」も積極的に取り入れる工夫をしたほうが、より健康につながります。みんなで手づくり料理を持ち寄ったり、「合いみそ」でみそ汁をつくったりすることはとてもよい機会になります。

子どもなら、とくに微生物を排除しすぎない食環境に加えて、外遊び、人とのふれ合いも意識しましょう。コロナウイルスの影響で、会食の機会が減り、学校給食では対面の食事を避けたり、「黙食」したりすることが普通になっています。

しかし、家族以外のいろいろな人と出会い、食を囲んで共有する時間は、人間の成長発達にとってとても大切です。食事だけでは健康は成り立たないのです。

食事中はテレビをつけない

「いただきます」「ごちそうさまでした」などのあいさつから、箸の持ち方、食べ方、食器の選び方、食器や箸おきの並べ方にいたるまで、日本人は食事のマナーや四季折々の季節感を大切にしてきました。最近、それらが失われつつあることは、とても残念なことです。

こうしたマナーは、やはりけじめをつけるためにも大事なことです。食事だけではなく、日常のすべてに関係してきます。その人の人間性や生き方となって表れ、さらには人生観や価値観にもつながっていきます。

わが家では、食事中はテレビをつけません。なぜなら、食事中というのは、親が子どもとさまざまなことを共有する大切な時間だと思うからです。食事のマナーやしきたりを伝える時間でもあります。また、おとなも子どもも、食器は陶器やガラス、木製のものを使っています。親がていねいに扱う姿を見ているからか、子どもも自然に大切に扱うようになります。最初は見よう見まねであっても、こうした日々の習慣から、あらゆることを思いやる心につながっていってほしいと考えています。

子どもとおとなは同じものを、同じ味つけで食べる

最近、「孤食」が問題になっていますね。やはり食事は、家族の健康を考え、手間と愛情をかけて親が用意するものなので、できるだけ家族みんなで一緒に同じものを食べたいと考えます。

私は、離乳食もおとなと同じものでいいと思っています。145ページでもふれたように、簡単にいえば、おとなが食べているものから、少量を皿にとって、生後6か月であれば6か月の子が食べられるかたさに、1歳なら1歳の子が食べられるかたさにするだけでいいのです。

しかもそのかたさも、歯の生え方、噛み方、唾液の出方も違えば、食欲にも個人差があるから、子どもの成長や個性に合わせればいいだけ。本物の調味料を使っているのであれば、

味つけも薄くする必要はないと考えています。

わが家は、基本的に子どもにメニューを決めさせることはしません。あくまで食事の主導権は母、もしくは台所をおもに管理する保護者です。いろいろな考えがあるとは思いますが、お母さんには家族の健康のため、季節や環境に合った食材を使って、日々の食事を管理する役目の方も多いでしょう。その食事を子どもも私もありがたくいただきます。子どもが病気になれば、台所にあるものでとっさにお手当ができます。私は医者ですが、お母さんこそが「家庭のお医者さん」と思っています。

1日、1年の生活リズムを整える

人間のからだは、すべてリズムで動いています。自律神経系、内分泌系、免疫系もみんなそうです。からだの調節や修復もリズムで動くのです。ですから、毎日規則正しい生活をおくり、1日の生活リズムを整えることで、人は健康になれます。

じつはこのリズムは、1日で終わるものではなく、1年にもリズムがあります。さらには一生にもリズムがあります。どういうことかというと、70歳になった人が20歳と同じことはできないわけです。70歳には70歳の、20歳には20歳の生き方があるのです。そのリズムを考えて生きることが、本当の意味で自然に沿って生活していることになります。

見た目の年齢が若いことがよいこととされがちですが、からだは確実に年を重ねていくことが自然です。年をとっていろいろなことができなくなっても、悪いことではないのです。70歳には70歳にできることを楽しめばいいし、その年齢だからこその美しさがあります。20歳と同じことを同じようにしようとするから苦しくなるのです。１００歳は１００歳なりの楽しみ方を見出せばいいのです。

すべては連動している

現代の医学、健康学、栄養学は、人に関することにしか目を向けていません。視野が狭くなりがちで、ときどき驚くような偏った食事法などの提案が出てきています。

人のからだは食べたものでできています。ですから、何をどう食べるかが大切です。また、食べものは作物からつくられますから、その作物がどのようにつくられたかも重要になります。さらに、作物に養分を供給しているのが微生物であり、土や環境が大切だと理解できていれば、すべては連動しているということがわかります。

私たち人間は、自分だけで生きている生命体ではありません。腸内、皮膚、口内などにはたくさんの微生物がいて、消化、吸収、解毒、免疫などの重要な生命活動を共同で行っています。微生物が汚いもの、敵などという考え方は、事実とはまったく異なります。これらを排除していることこそ、アレルギーやがんなどの現代病が増えている原因なのです。

食に関するさまざまな情報が出てきて迷うときは、人間にとってのよし悪しよりも、微生物（とくに腸内細菌）やほかの生物、地球環境にとっていいのか悪いのかで選択しましょう。すべては連動し、つながっています。どこかに犠牲を強いることは、人の健康にいいように見えても、必ず巡り巡って私たちに返ってきます。このように考えれば、難しい論文をたくさん読まなくても、だれでも簡単に判断できるのです。

まずは実践し、次世代にも伝えていく

私は、何よりも実践を重視します。頭のいい人はとくに理論が先になり、実践よりも理論だけがどんどん先行しがちです。どんなにすばらしい理論を並べても、実践できなければ意味がありません。すべて机上の空論です。

私はかつてウイルスの研究に携わっていた経験がありますが、そのときは、医学を極めれば、自然界のあらゆるしくみがわかるのだと思っていました。確かに、そのような研究分野での働きに助けられていることはたくさんありますし、必要なことです。

しかし今、実際にからだを動かして自然と向き合っていると、どんなに医学や研究を駆使しても、この世界はわからないことだらけだということが、より深くわかってきたのです。

ただこれは、熱い思いで医学と研究に没頭した日々があったからこそ、こう思えるのかもしれません。

実践するときに、成功するか失敗するかは、重要ではありません。失敗しても、次にどうすればいいのかを考えればいい。ステップアップし、先に進むことができればいいのです。

それは、子育てにおいても同じこと。子育ては、子どもに何か特別なことをしましょうということではありません。自分たちがやっていることを伝えていくことが、子育てです。だからこそ、自分たちが実践していることは、よりよいものにしていくべきなのです。

「まわりと同じ」は、じつは不自然なこと

近頃の親御さんは、あまりにもマニュアルにしばられているような気がします。「〇〇してはいけない」「〇〇しなくてはいけない」という考えにとらわれてしまい、「まわりと同じでなければならない」「枠のなかに入っていないといけない」と焦っているように思います。

これらは、どちらも不自然な考え方だと感じるのです。

本来は、すべての子どもが違っていることこそおもしろく、その個性を可能な限り広い心で認められるような親や社会でありたいものです。

子育てにおいて、正解はありません。子どものことを真剣に考え、親の思いを、実践を通

して伝えるしかありません。決して子どもに押しつけるのではなく、あくまでも実際にやっているることを子どもに見せるだけ。あとの判断は、本人にまかせるしかないと思うのです。ただし、子どもになんでも自由に決めさせることがいいわけではありません。発達年齢が幼いうちにそれをしてしまうと、かえって子どもは混乱してしまいます。ある時期までは親が〝船長〟となり、子どもが自分の力を発揮して成長していける方向へ、舵とりをしていく必要があるのではないでしょうか。

共働きなどで、親が物理的にかかわる時間が少なくても、祖父母や国、社会は決して船長にはなりえません。保護者の役割なのです。

生きることのすべてが、未来の世代に影響する

より平和に暮らすためには、社会の最小単位である家族や仲間の間で、平和そのもののあり方をみずからつくり出し、体感し、示していく必要があります。たとえば、戦争は、絶対にあってはいけないことのひとつと考えています。

みんな違っていいし、いろいろな考えがあっていい。困ったときには寄り添い、手を差しのべてくれる。ありがたいことに、そんな居心地のいい空間が、私のまわりにはすでにたくさんできています。そういうことが実感としてわかると、戦争を肯定したいと思わなくなる

でしょう。

平和そのもののあり方は、日常生活のすべてにおいて考えるべきものです。食べものを選ぶとき、ゴミを捨てるとき、米や野菜を育てるとき、人とかかわっているとき……。

自分のためだけより、家族全員がうれしいことがいいし、家族のためだけより仲間も一緒に……。そうやって拡大していくと、日本人全体が、世界じゅうの人がうれしくなるといいなと感じます。さらに、人だけではなく、動物や植物、微生物、すべての存在が喜びにあふれているといいなと願うようになります。

日々の実践から生まれる私たちの真の思いは、自分にも、環境にも、教育にも、平和にも、すべてに影響し、最終的にはひとつにつながっていくものだと思います。

第7章

わが家の食卓と手仕事
春夏秋冬

季節の訪れは「二十四節気」を意識し

耳なじみがない方もいるかもしれませんが、日本の暦の歴史には、「二十四節気」という生活暦があり、現代でも、立春、春分、夏至など、季節を表す言葉として用いられています。

たとえば、「大寒」「春分」「穀雨」などという言葉は聞いたことがあると思います。四季よりもこまかく季節の天候や生きものなどの自然現象を短い言葉で表しています。季節の訪れを一歩先んじて察知することができ、農作業の計画を立てたり、自分の体調と季節の移り変わりの変化を確かめたりするのに、わが家でも意識しています。

ここでは、わが家の食事を「春夏秋冬」の季節の流れのなかで紹介していきます。

春――麹づくりや、みそ、しょうゆを仕込み、山菜を楽しむ

手紙などのあいさつ文にも、「立春とは名ばかりでまだまだ寒い日が続きますが……」などと表現しますが、2月4日頃の立春あたりから春を意識します。

わが家は農作業のない時期に麹や発酵食品、保存食をつくるので、この頃は麹づくりからはじめ、みそやしょうゆ、塩みりん風調味料などの仕込みをしています。

山に、ふきのとうが出はじめたら、ふきみそを仕込みます。冬にたまった老廃物を排出するために、自然と山菜などから苦味を欲する時期です。山椒の葉を摘んだり、野草を料理に取り入れたり、よもぎの新芽を天ぷらや草餅にして春の味を楽しみます。たけのこもこの時期ですね。手づくりのメンマも保存食にぴったりです。

オオイヌノフグリという小さな青い花が咲きはじめたら、気持ちも春めきます。

都会のレストランなどでは早くから「春野菜」が出まわりますが、実際には、路地ではまだまだ育ちません。

夏――田植えの季節、梅仕事、そして夏野菜

5月のゴールデンウイークをすぎたあたりから、暦では夏です。畑では路地ものの青菜が食べられる時期です。田植えが始まり、周囲はカエルの大合唱です。

いちごやブルーベリーなどのベリー類、果物が出まわってきます。わが家は子どもが大好きな夏のかき氷のために、シロップやジャムを仕込みます。

にんにくの収穫を前に、にんにくの芽のしょうゆ漬けをつくったり、パクチーやバジル、しそ、ハーブ類などの香味野菜で、薬味がわりのたれを仕込んだり、みそと合わせて「ごは

んのおとも」をつくったりします。

一般に雑草といわれる草も元気に伸び、とれる野菜も増え、畑や庭もにぎやかになります。梅仕事は、毎年の恒例行事です。梅干しや梅ジュースを仕込みます。びわの木にも実がなります。

梅雨の時期になるので、からだは水分をためやすく、なんとなく重だるい症状が出たり、寒暖差から夏風邪もはやる時期なので、体調を崩しやすかったりするのもこの時期です。そこで、この頃にはあえて玄米のお粥など、胃腸の負担を解消してくれるものをとって、本格的な夏に向けて体調を整えます。

セミの鳴き声が聞こえるようになると、本格的な夏を感じます。夏はさっぱりとしたものが食べたくなりますので、収穫した野菜でピクルスや、ぬか漬けなども仕込みます。冷汁など、火を使わない料理や、麺類も多くなります。

1年を通して保存できるじゃがいもや玉ねぎも、この時期に収穫できます。これらに続いて、トマト、なす、きゅうり、ピーマンなどの夏野菜がたくさんとれます。食べきれない分は塩漬けやトマトソースにします。

秋――稲刈りと収穫

立秋は8月7日頃なので、まだまだ夏野菜が豊富な時期ですが、この頃から秋を意識します。果物は、りんごや、ぶどうがなり、栗などの木の実も実ります。

畑では、さつまいもや里いもなど、秋の味覚と収穫の楽しみをたくさん味わえる楽しい季節です。

私が住む土地には、ゆずの木がたくさんありますので、ゆずを使った保存食（ジュース、はちみつ漬け、ポン酢など）を仕込んでいます。

また、一大イベントである稲刈りも始まりますので、大忙しの時期でもあります。

冬――農閑期。保存食、乾物づくり

11月7日頃が立冬です。稲刈りを終えても、畑では、小豆、大豆などの収穫があり、大忙しの時期です。

薪ストーブで小豆を炊いたり、煮込み料理をつくったりすることが多くなります。

たくあん漬け、白菜で漬けものや、キムチを仕込みます。また、これらの根菜を使った鍋料理がおいしく、からだを芯から温めてくれます。

畑からの収穫がなくなるので、切り干し大根や、ひじき、高野豆腐、大豆など、乾物の活用が多くなります。

そして、農閑期に入ったら、また麹づくりや、保存食づくりが始まります。

怪我などに使える「自然のお手当」と季節の手仕事

「自然のお手当」のことはよく質問されますが、西洋医学のかわりに使うものではありません。自然のお手当は、選択肢が多いほうがいいし、症状の出はじめに不調を感じはじめたら、できるだけ早く、こまめに行うことが大切です。

森や畑で過ごす時間が多いと、怪我などもつきものです。わが家にはお手当に使える常備品は欠かせません。とっさのときには、基本的に周囲や台所にあるもので対処しています。

お手当に使えるこんにゃく、豆腐、大根、れんこん、天然塩（天日干しの海塩）、いも（じゃがいも、里いも）、しょうが、はちみつ、梅干し、梅肉エキス、かりんや金柑のエキスなどは常備しておきます。

また、びわの葉や野草のエキスはつねに手の届くところに置いています。

立春の頃には、びわの葉を使って焼酎漬けをつくることも欠かせません。びわの葉は細胞修復作用があり、すり傷、湿疹、火傷など、皮膚の怪我やトラブルにはなんにでも使えます。火傷も、たっぷりのびわの葉の焼酎漬けに浸すと、水泡にならずにきれいになります。

このようにびわの葉は〝万能薬〟なので、つねにフレッシュなものが手に入るように庭にびわの木を植えてきました。

季節の恵みで内蔵からからだを整える

春の時期には、よもぎを収穫して乾燥し、よもぎオイルや、よもぎクリームも一緒に仕込みます。ユキノシタやオオバコ、ゲンノショウコなど、庭で使える薬草は場所を把握し、必要なものは収穫して、いつでも使えるように干して保存しておきます。

梅雨の時期は、田んぼでは草取り、自宅では庭の手入れが忙しくなる時期ですが、庭作業をしながら、花が咲く前のドクダミを刈って干します。

夏の土用の時期は、ほかの薬草がいきいきしていますので、この時期にも一度刈り取ります。お風呂に入れれば、入浴剤がわりになります。

夏の時期の熱中症予防、ミネラル補給に、わが家では季節の果物でつくる酵素ジュース入りの手づくり清涼飲料水が大活躍です。

秋はかりんシロップ、冬には金柑のはちみつ漬けを仕込み、冬に多い風邪対策の準備をします。

季節の楽しみは、食だけではありません。夏の藍の生葉染め、栗などの木の実や葉で、草木染めが楽しめます。

生活のなかで自然の恩恵を受けながら、無限の楽しみ、豊かさを感じています。

第8章

わが家の食卓
いつも手づくりするもの

手づくりマヨネーズ

●材料（つくりやすい分量）　卵黄…1個（常温に戻しておく）、なたね油（くせのないもの）…120㎖、塩…小さじ1／2、酢…大さじ1、レモン汁…小さじ1、マスタード…小さじ1ほど（好みで）、はちみつ…小さじ1

●つくり方

①油以外の材料をボウルに入れ、ハンドミキサーで混ぜる。

②全体がなじんだら油を少量ずつ加え、白っぽく、とろりとしたらでき上がり。

大豆の和風ナゲット

●材料（4人分）　大豆（ゆでたもの）…1カップ、玉ねぎ…1／2個、しいたけ…2枚、塩…小さじ1、地粉（中力粉）…大さじ6、なたね油…適量、たれ（しょうゆ、みりん…各大さじ1、酒…大さじ2、きび砂糖…小さじ1、塩…少々、水溶きくず粉…くず粉大さじ1／2を、水大さじ1で溶く）

●つくり方

①玉ねぎ、しいたけはみじん切りにする。

②ボウルに大豆を入れてつぶし、①の玉ねぎ、しいたけと塩、地粉を加え、よく混ぜる。ひと口大のナゲット形に丸め、なたね油でじっくり揚げる。

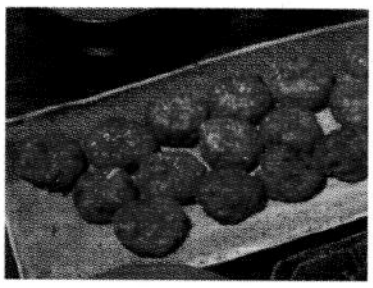

大豆の和風ナゲット

③小鍋にたれの材料を入れ、とろみが出るまで煮立たせ、②にたれをからませる。※大豆をチキンナゲット風に味わえます。タネは冷凍もできるので、つくりおきしておくとお弁当のおかずにも便利です。パンにはさんでもおいしい。

めんつゆ

●材料（つくりやすい分量）しょうゆ、みりん、または塩みりん風調味料…各750㎖、かつお節…100g、昆布…10㎝角3枚、干ししいたけ（できればスライスしてあるもの）…3〜4枚分

●つくり方

①材料をすべて鍋に入れ、半日〜ひと晩浸す。

②鍋を火にかけ、沸騰したら中火〜弱火で10分ほど煮て火を止め、冷めるまでおいておく。

③ざるでこしてでき上がり。※しぼった出しがらで二番だしがとれます。1ℓほどの水を加えて10分煮て、こします。

皮からおいしい中華まんづくり

わが家では、天然酵母を使ってパンや、ピザをつくりますが、中華まんもそのひとつ。発酵の時間はかかりますが、2〜3倍にふくらむまでほうっておいて大丈夫です。ふわふわの皮のおいしさを実感すれば、かかった手間や時間も忘れてしまうほど。中に入れる具（あん）は、お好みでどうぞ。

中華まんの生地をつくるときには、安定感のある「ホシノ天然酵母」（生種）を使います。酵母と麴を小麦粉、米などで自然培養し、商品化されたものですが、失敗が少なく生地が安定し、もっちりとした仕上がりになります。この生種は水と合わせ、2日ほど発酵させてから使います。短い時間でつくりたいときは、手軽な「白神こだま酵母」（ドライタイプ）も使えます。

なお、中華まんのつくり方は、皮とあんに分けて、さらに蒸し方とともに紹介します。

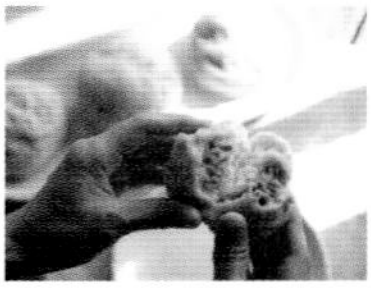

天然酵母で中華まん

中華まんの皮

●材料（10個分）　強力粉…１５０ｇ、薄力粉…１５０ｇ、きび砂糖…30ｇ、塩…３ｇ、ホシノ天然酵母（生種30ｇを、水１３５㎖で合わせ2日間発酵させたもの）、または白神こだま酵母（ドライタイプ３ｇを、水１７０㎖で合わせたもの）、ベーキングパウダー

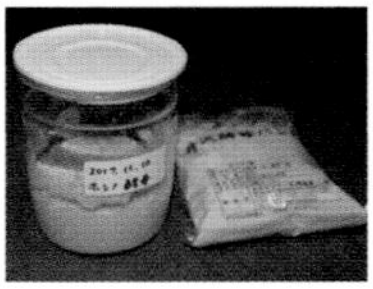

ホシノ天然酵母を使う

（アルミフリーのもの）…大さじ1／2

●つくり方

①ボウルに材料を入れ、なめらかになるまでよくこねる。

②よくこねた①の生地をまとめ、常温においておく。

③数時間たって、2〜3倍にふくらんだら、10等分にして丸め、15分ほどおいておく（ベンチタイム）。

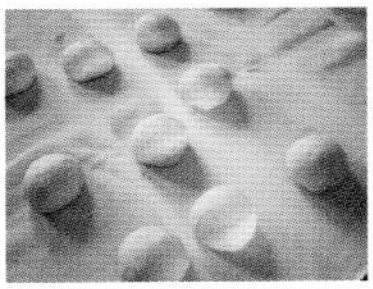

③10等分に丸めておく

中華まんのあん（一例。あんの中身はお好みで）

●材料（10個分）　高野豆腐…2枚、はるさめ…15g、玉ねぎ…80g、しいたけ…1〜2枚、長ねぎ…10㎝、ゆでたけのこ…50g、にんにく、しょうが（各みじん切り）…各1片、調味料（塩、こしょう…各適量、しょうゆ、みそ…各大さじ1と1／2、みりん…大さじ1）、水溶きくず粉（くず粉大さじ1／2を、水大さじ2〜3で溶く）、ごま油…小さじ1

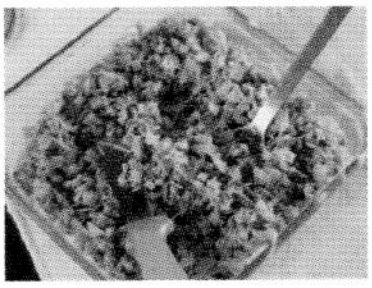

中華まんのあん

●つくり方

①高野豆腐は水で、はるさめは湯で戻し、水けをきってみじん切りにする。玉ねぎ、しいたけ、長ねぎ、ゆでたけのこもみじん切りにする。

②フライパンに油少々（分量外）、にんにく、しょうがを入れて弱火で熱し、香りが出た

ら①の具材を加えて炒める。
③フライパンの具材は調味料で調味し、水溶きくず粉でとろみをつけ、ごま油を加えて混ぜたら、冷ましておく。

中華まんを蒸す
①中華まんの皮をのばして、中華まんのあんを包み、乾燥しない場所におく。
②蒸し器を準備しておく。
③中華まん全体が、2倍くらいにふくらんだら、蒸し器で15分ほど強火で蒸す。

自家製がんもどき
●材料（つくりやすい分量）　木綿豆腐…1丁、やまといも…40g、にんじん…20g、さやいんげん…3本、ひじき（乾燥）…3g、卵…1個、白ごま…大さじ1、小麦粉…大さじ4、調味料（しょうゆ、塩…各小さじ1／2、みりん…小さじ1）、揚げ油…適量
●つくり方
①豆腐は水きりし、裏ごししておく。やまといもはすりおろし、にんじんはせん切りに、さやいんげんは小口切りにする。ひじきは水で戻しておく。
②ボウルに豆腐、やまといも、卵、白ごま、小麦粉、調味料を入れ、よく混ぜる。そこに、

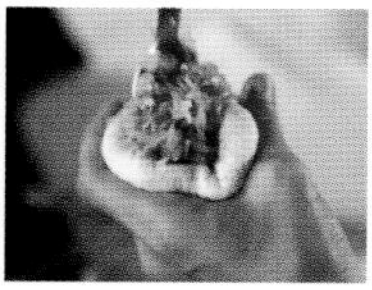
皮をのばしあんを入れる

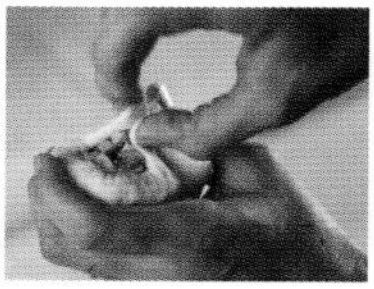
あんを包んでいく

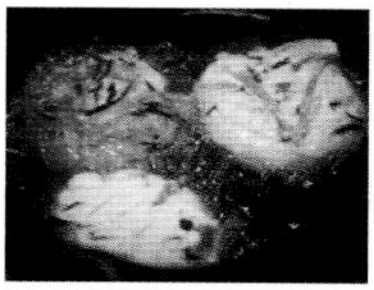
自家製がんもどき

にんじん、さやいんげん、ひじきを加えて混ぜる。

③フライパンなどで熱した揚げ油にスプーンでタネを落とし、じっくり両面きつね色になるまで揚げる。※おでんのタネにするときは、揚げる時間を長めにとり、しっかり火を通しましょう。完全に冷めてから使うと崩れにくいはずです。

おやき

●材料（8個分）　地粉（中力粉）…200g、ベーキングパウダー（アルミフリーのもの）…5g、塩…少々、きび砂糖、なたね油…各大さじ1、水…1／2カップ、好みの具（野菜のじゃこ炒めやきんぴら、あんこなど）、ごま油…各適量

●つくり方

①生地をつくる。地粉、ベーキングパウダー、塩、きび砂糖をふるいにかける。

②油と水を加え、ひとまとまりになるまでこねる。乾かないように濡れぶきんなどで包み、1時間ほどおいて生地をなじませる。

③なじんだ②の生地を8等分にし、めん棒で薄くのばし、具を入れて包む。

④フライパンにごま油を熱して③を並べ入れ、水を適量注ぎ、弱火で7～8分蒸し焼きに。

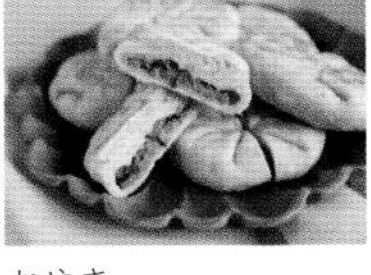

おやき

自家製酵母でつくるシンプルなパン

春は木いちご、秋はぶどう、冬は酒粕……。季節のフルーツなどから、天然酵母を育てています。ぶどうからつくった自家製酵母は発酵力が強いので、初心者にもおすすめです。ほかでは、柿、りんごなどの果物や、レーズンからも酵母をおこせます。

自家製酵母は、素材がよければシンプルなパンのほうがおいしい。ベーグルや山型食パンづくりに使って、酵母の香りを味わいます。畑や庭からとってきたばかりの野菜をはさんだりのせたりして、家族みんなで楽しんでいます。

ちなみに、わが家では数年前から、自宅に存在する天然の菌で酵母をおこすことに成功し、今もその菌を大切に維持しています。

ここではベーグルのレシピとして紹介しますが、ベーグルだけでなく、ほかのパンづくりの「基本のレシピ」となります。わが家では、このつくり方で、生地を山型食パンにしたり、ドライフルーツやナッツを入れてクッペにしたりもしています。

●STEP1＝ぶどうから「酵母液」をつくる

①ぶどう1／2房ほどをかるく洗い、あらかじめ熱湯消毒しておいたびんの中でつぶし、ふたをして常温においておく。

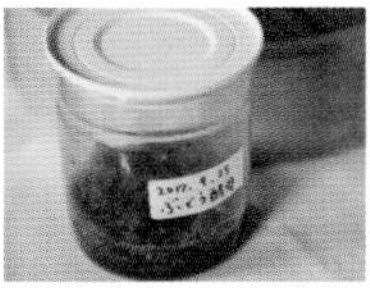

ぶどうは発酵力が強い

②つぶしたぶどうは、1日に2回ほど、びんのふたを開けてかき混ぜる。
③日に日に発酵が進み、ブクブクしてくる。4日〜1週間で酵母液のでき上がり。気泡が消えていき、お酒のようなにおいがしてくるのが目安。
④でき上がった酵母液をざるなどでこし、保存びんなどに入れる。※酵母液は冷蔵庫で1か月ほど保存できます。

●STEP2＝酵母液から、「初種」をつくる
①ボウルに酵母液30㎖と、強力粉45gを入れ、しゃもじで粉けがなくなるまで混ぜてから、ふたをして発酵させる。
②数時間ごとにしゃもじで混ぜる。※何回か混ぜることで種の発酵力が強くなります。
③2倍程度にふくらんだら、初種のでき上がり。※この状態で冷蔵庫に入れると、翌日までは保存できます。

●STEP3＝初種から「パン種」をつくる
①初種に同量の強力粉（75gほど）と、塩、きび砂糖…各小さじ1、初種の重さの70％ほどの水（50㎖ほど）を加え、しゃもじで混ぜ合わせる。
②ふたをして、様子を見ながら1〜2回混ぜて空気を入れ、2〜3倍にふくらませる。

●STEP4＝パン種が残ったら、「種継ぎ」で種をつなぐ
①残っているパン種の量と同量の強力粉をボウルなどに入れ、塩、きび砂糖…各小さじ1、パン種の重さの70％ほどの水を加え、しゃもじで混ぜ合わせる。
②ふたをして、様子を見ながら何度かしゃもじで空気を入れ、2〜3倍にふくらんだらでき上がり。※種継ぎは、種に新たな栄養を与えて種をつなぐやり方です。冷蔵庫で数日間保存できます。

自家製天然酵母の手づくりベーグル
●材料（10個分）　強力粉…400g、パン種…200g、塩…8g、きび砂糖…20g、水…240㎖　※きび砂糖のかわりに甘酒を使ってもできます。その場合は、水の分量をやや減らして、全体の水分量を調節してください。
●つくり方
①ボウルに水以外の材料を合わせ、生地がまとまるまで水を少しずつ加えながら、なめらかになるまで10〜20分こねる。
②ボウルにふたをして、常温において一次発酵させる。約2〜3倍にふくらんだら、10等分にし、それぞれ丸め、15分ほどおく（ベンチタイム）。
③丸めて休ませた②の生地1個ずつを約20㎝の棒状にのばし、いっぽうの端を指で押して

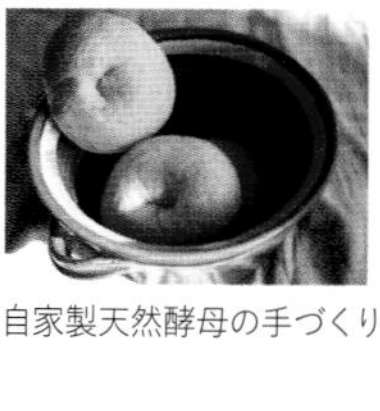
自家製天然酵母の手づくりベーグル

平らにし、もう片方の端を包むように、とじ目が下になるようにリング状にとめる。

④生地1個ずつの、それぞれ下にオーブンシートを敷いておく。ひとまわり大きくなるまで常温におき、二次発酵させる。

⑤オーブンを180度に予熱する。

⑥フライパンにたっぷりの湯を沸かし、きび砂糖大さじ1（分量外）を溶かし、④の生地を表側、裏側それぞれ10秒くらいずつ、湯にくぐらせて取り出し、水けをきる。生地の準備はこれで終了。

⑦準備できた⑥の生地をオーブンに入れ、15分ほど焼く。

ピクルス

●材料（つくりやすい分量）　野菜（大根、にんじん、きゅうり、セロリ、キャベツなど）…合わせて500g、塩…小さじ2、ピクルス液

●ピクルス液の材料（つくりやすい分量）　りんご酢…1／2カップ、米酢…1／2カップ、水…1カップ、きび砂糖…大さじ5〜6、昆布…5㎝角1枚、しょうがの薄切り…2枚、ローリエ…1枚、赤唐辛子…1本、塩…小さじ2

●つくり方

①野菜は食べやすい大きさに切る。

②野菜をボウルに入れ、塩をふって混ぜ、30分以上おく。水けが出てきたらよくしぼって水けをきる。

③よく混ぜたピクルス液をひと煮立ちさせ、少し冷まして②の野菜と合わせる。

④冷蔵庫に入れ、味をなじませる。半日後くらいから食べられる。※2〜3週間保存できます。

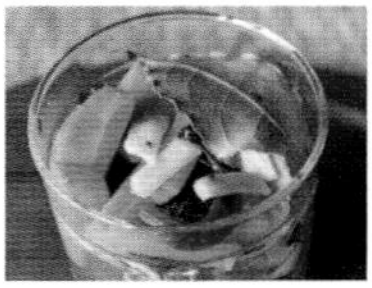

ピクルス液に半日漬ける

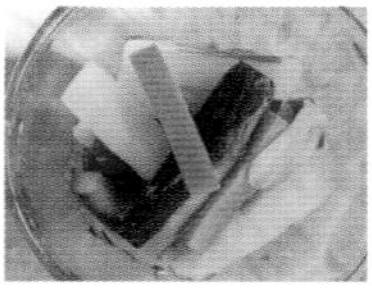

味をなじませたピクルス

キムチ

●材料（つくりやすい分量）　白菜…1株、にら…1束、長ねぎ…1本、大根…1／2本、にんじん…2本

●漬けだれの材料（つくりやすい分量）　韓国産赤唐辛子の粉（キムチ用）…大さじ10、にんにく（すりおろし）…3片、しょうが（すりおろし）…2かけ、きび砂糖…大さじ6～7、はちみつ…大さじ2～3、白煎りごま…大さじ3、塩辛（アミえび、またはいか）…1／4カップ、ナンプラー…大さじ4、コチュジャン…大さじ2、豆板醤…大さじ1、みそ…大さじ1

●つくり方

①白菜は外側の葉を数枚はずし、芯のほうから縦に8等分に切る。

②1枚1枚塩（分量外）をまぶし、重石をしてひと晩おいてから、水で洗い、水けをしぼってざるに上げておく。

③にらは1cm幅に切り、長ねぎは小口切りに、大根とにんじんはせん切りにする。

④ボウルに漬けだれの材料とにら、長ねぎを混ぜ合わせる。

⑤にら、長ねぎを加えた④の漬けだれに、大根とにんじんを少しずつ加えながらもみ込んでいく。

⑥ひと晩おいた②の白菜の葉の間に、⑤の漬けだれを塗る。

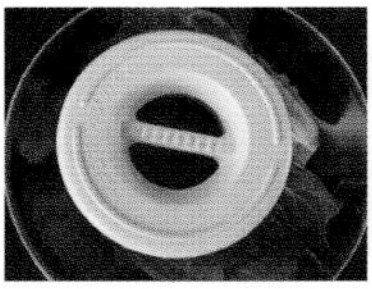
②重石をしてひと晩おく

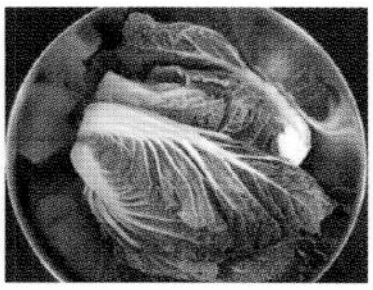
①白菜は縦8等分に

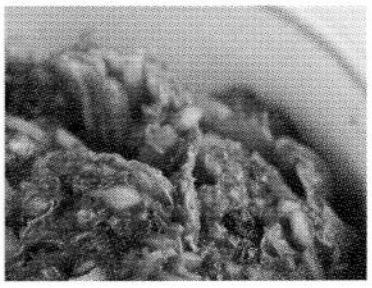
キムチ

⑦最後に、①ではずしておいた白菜の外側の葉をかぶせ、包み込むようにして1～2個ずつポリ袋（または保存容器）に入れる。冷蔵庫で保存して2～3日後から1か月くらいはおいしく食べられる。※キムチ鍋やチャーハン、炒めものに使用する場合は冷凍保存もできます。

奈良漬

●材料（つくりやすい分量）　白うり…20本、塩…800g、酒粕（下漬け用）…4kg、酒粕（本漬け用）…4kg、きび砂糖（下漬け用）…800g、きび砂糖（本漬け用）…400g

●必要な道具　樽、ポリ袋、押しぶた、重石（大、中）

●つくり方1＝塩漬け

①白うりをよく洗い、ヘタの部分を落とし縦半分に切る。

②カレー用スプーンなどで種とワタの部分をていねいにくりぬく。そこに塩を盛る。

③樽にポリ袋を二重に敷き、②を切った部分を上にして重ねる。

④ポリ袋の口をしぼって押しぶたをし、白うりの分量の2倍ほどの重石をのせる。水分が上がってきたら重石の重さを半分にし、1週間ほど常温におく。

●つくり方2＝下漬け

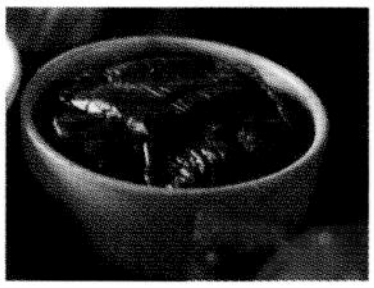
色も美しい奈良漬

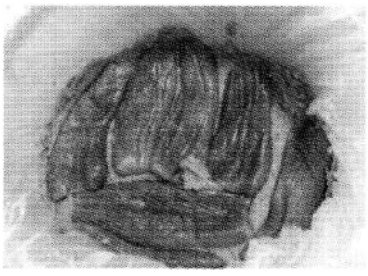
下漬け中の奈良漬

①うりを引き上げ、乾いた布などで水分をふきとる。
②下漬け用の酒粕に、下漬け用のきび砂糖を加え、よくかき混ぜておく。
③樽にポリ袋を二重に敷き、底に2㎝ほど②のきび砂糖を混ぜた酒粕を敷き、うりを切ったほうを下にして隙間なく並べていく。上に2㎝ほど②を重ねる。この手順をすべてのうりでくり返す。
④うりの上に、余った②をのせ、直接空気があたらないようにしてポリ袋の口をしばる。10か月ほど、室内の冷暗所に保存する。

●つくり方3＝本漬け

①下漬けのうりを引き上げ、酒粕を取り除く。
②本漬け用の酒粕に、本漬け用のきび砂糖を混ぜておく。
③下漬けのつくり方2の③と同様に樽にポリ袋を二重に敷き、底に2㎝ほど②を敷く。うりと②を交互に重ねていく。
④すべてのうりが収まったら、ポリ袋の口をしばり、6か月ほど、室内の冷暗所に保存する。食べるときは酒粕をていねいに取り除く。※酒粕に漬かっている間はそのまま冷暗所で何年も保存できるのですが、取り出したあとは冷蔵庫で保存してください。

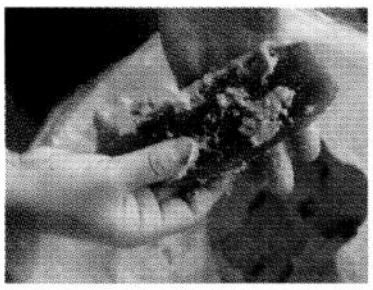

本漬けは6か月ほど

にんにくしょうゆ漬け

●材料（つくりやすい分量）　にんにく…適量、しょうゆ…適量

●つくり方

①にんにくは、できるだけ収穫時期のもの（芽が出ていないもの）を選び、1片ずつばらして皮をむいておく。

②ばらした①のにんにくを熱湯消毒した保存びんに入れ、たっぷり浸かるようにしょうゆを注ぐ。2か月後くらいから食べられる。※長期保存できます。漬け汁は炒めものなどの調味に使えます。

しょうが梅酢漬け（べにしょうが）

●材料（つくりやすい分量）　新しょうが…適量、赤梅酢（191ページ。塩分18～20％の梅干しづくりで、赤じそを漬け込む際にあがってきたもの）…適量

●つくり方

①しょうがは洗い、せん切りにする。

②鍋に湯（分量外）を沸かし、①のしょうがを5分ほど煮てざるに上げる。熱湯消毒した保存びんに入れ、かぶるくらいの赤梅酢に漬ける。※長期保存できます。しょうがのゆで汁は、しょうが湯として飲んだり、足湯やお風呂に利用してください。

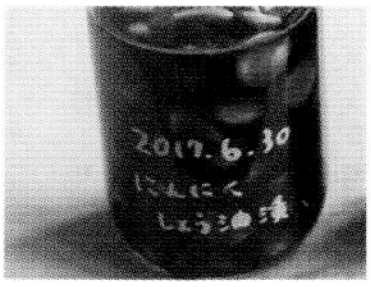

にんにくしょうゆ漬け

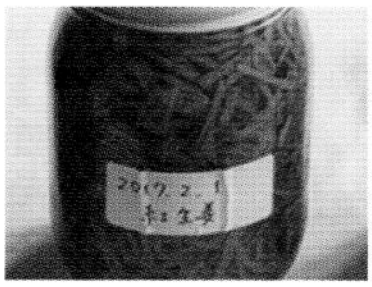
しょうが梅酢漬け

豆腐も納豆も、大豆から手づくりする

多い年には5〜6kgの大豆が収穫できます。

大豆は、秋に豆を刈り取り、冬まで干しておきます。そして、冬の晴れた日に乾燥した豆をたたいて落として大豆の殻をむく作業をします。ホーローの容器に入れて保存します。みそ、しょうゆ、納豆、豆腐づくりのために使い、1年間で使いきるようにします。ほかにも大豆ナゲットや豆スープなどのおかずや、おやつづくりにも役立てています。

とくに、手づくり豆腐は、一度食べるとやめられないおいしさです。大豆をひと晩かけて水に浸し、しぼった豆乳ににがりを加えてかため、水分をとるだけ。

余談ですが、豆腐づくりのあとは、豆腐のたんぱく質が鍋にこびりつきます。それをとるのが、なかなか厄介なのです。そこで役立つのが、「セスキ炭酸ソーダ水」です。水500mℓにセスキ炭酸ソーダ（セスキ炭酸ナトリウム）小さじ1を混ぜてつくり、鍋底にふりかけておきます。数分おいてヘラなどでこそぎ落とし、スポンジなどで磨けばきれいに落とせます。

また、好みの大豆と市販の納豆から、私は圧力鍋を使って手づくり納豆もつくっています。納豆菌を育てるための準備と道具も必要ですが、手づくり納豆の残り、もしくは市販の納豆を、新たに蒸した大豆に加えれば、手づくり納豆が無限培養できます。

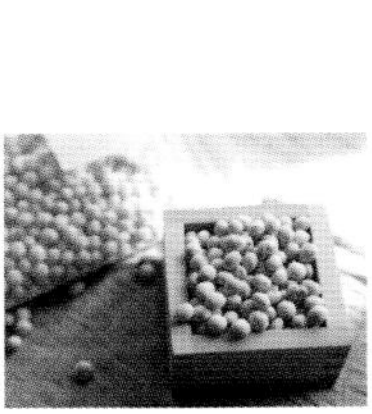
大豆は秋に豆を刈り取る

注意点もあります。納豆菌はとても強い菌ですので、ほかの発酵中の食品とは距離をとり、必ず離してつくりましょう。

手づくり豆腐

●材料（2丁分）　大豆…300g、天然にがり…20㎖

●必要な道具　豆腐型（縦10㎝×横14・5㎝×厚さ8・5㎝）、木綿袋、さらし

●つくり方

①大豆を洗い、2ℓほどの水（分量外）に浸しておく。夏は半日、冬は1日浸す。

②浸していた①の大豆をざるに上げ、①の水と、別途水1・2ℓ（分量外）を厚手の大鍋に注ぎ、合わせておく。

③ミキサーを用意する。ざるに上げ水けをきった②の大豆と、②の水から750㎖を入れ、ミキサーにかけなめらかにしておく。※このときの大豆と水の割合は大豆2に対して、水5くらい（2対5）です。

④大鍋に残った水を煮立たせ、そこに③を一気に入れ、木ベラで底をかきまわしながら中火～強火で煮る。沸騰しはじめたらすぐに火を弱め、さらに8分ほど煮る。

⑤煮上がった④をざるつきのボウルに置いた木綿袋に流し込む。

⑥ざるの中で木綿袋をしぼり、ボウルの中にしぼり汁をためる。このしぼり汁が豆乳で、

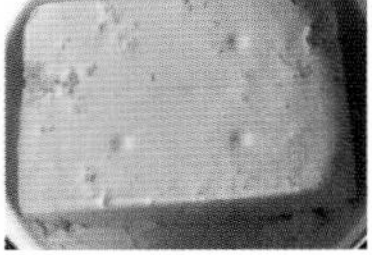

手づくり豆腐

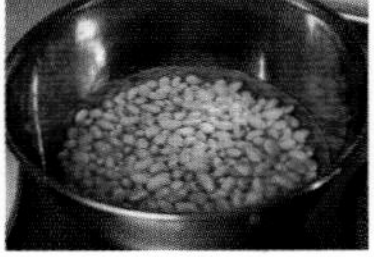

①大豆は水に浸す

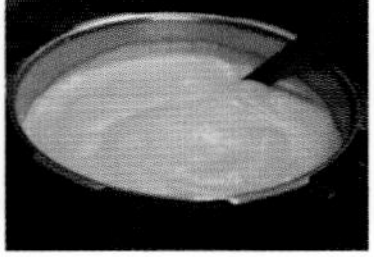

④ミキサーにかけ煮る

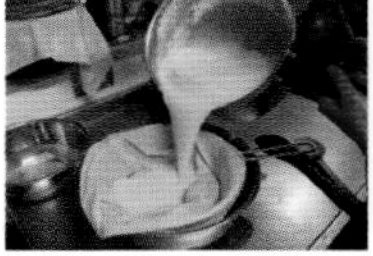

⑤煮上がり後、木綿袋へ

袋の中に残ったのがおから。

⑦別の容器を用意し、にがりに水80㎖（分量外）を加え、にがり水をつくっておく。

⑧ボウルにためた⑥の豆乳を弱火にかけ、鍋底をかきまわしながら70～75度に温め、火を止める。

⑨木ベラを使い、木ベラの上から⑦のにがり水を⑧の鍋に加え、大きく「十」の字を描くように2回混ぜてふたをし、15分ほどおいておく（これが、おぼろ豆腐）。

⑩豆腐型を用意する。型の中に濡らしたさらしを敷き、そこに豆乳ににがり水を加えた⑨のおぼろ豆腐を、おたまですくって入れる。

⑪おぼろ豆腐が豆腐型に収まったら、さらしでおぼろ豆腐全体を包み、木ぶたをのせ、コップ1杯の水ほどの重石をのせておく。

⑫15分ほどたったら、豆腐型からはずし、かたまった豆腐を水に数回さらせばでき上がり。

※豆腐はふたつき容器に入れ、水に浸けて保存します。冷蔵庫に入れ、毎日水を交換していけば、2～3日は保存できます。

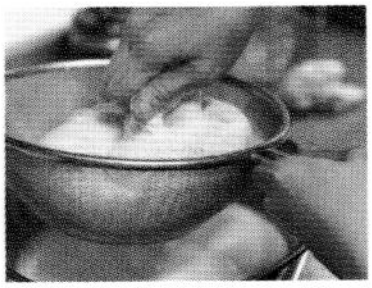
⑥このしぼり汁が豆乳

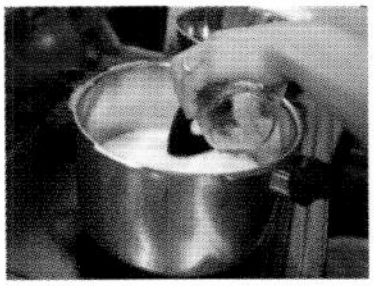
⑨にがり水を加える

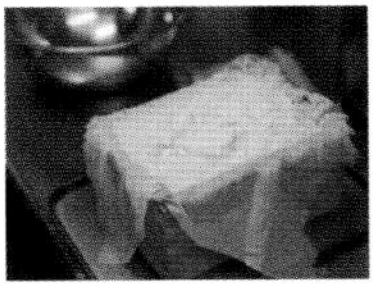
⑩豆腐型におぼろ豆腐をすくって入れる

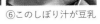

手づくり納豆

●材料（つくりやすい分量）　大豆（小粒のもの）…250g、市販の納豆…適量（1パック分ほど）

●必要な道具　圧力鍋、蒸し器（圧力鍋に収まるもの）、キッチンペーパー、発泡スチロールの箱、育苗用ヒーターマット、もしくは小さめの湯たんぽ

●つくり方

①大豆を洗い、たっぷりの水（分量外。大豆の分量の3倍以上）に半日ほど浸しておく。

②圧力鍋に蒸し器を入れて水（分量外）をはり、①の大豆を弱火で20分ほど蒸す。

③蒸し器の大豆が熱いうちに、納豆を混ぜ合わせる。

④保存容器に移し、キッチンペーパーを巻いたふたをかぶせる。※湿度も必要なのでふたをしますが、その際、水滴が落ちないようにキッチンペーパーを使います。

⑤発泡スチロールの箱を用意する。40度程度をキープした発泡スチロールの箱の中などで20～24時間、保温する。※私は、育苗用ヒーターマットか、湯たんぽを使います。

⑥保温してきた⑤の保存容器の納豆を取り出し、冷蔵庫に半日以上入れて熟成させる。

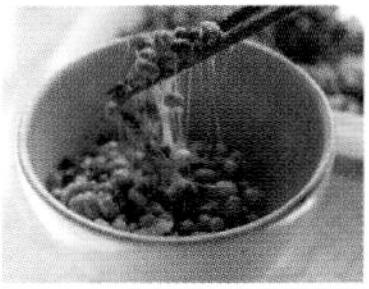

手づくり納豆

納豆のたれ

●材料（つくりやすい分量）　めんつゆ（169ページ）…大さじ2、酒…大さじ2、しょうゆ麹（106ページ）…大さじ1

●つくり方

めんつゆと酒を小鍋に入れて火にかけ、弱火で1分ほど煮詰める。粗熱がとれたらしょうゆ麹を混ぜる。

野菜や薬草干しのすすめ

たくさん収穫できた野菜の一部や薬草を干して使います。天日干しにするとビタミンDがアップし、味も栄養も濃縮されておいしくなるだけではなく、保存もききます。市販されているしいたけや海藻も、一度天日に干すと、栄養価のアップが期待できます。また、よもぎなどの薬草は、お茶や入浴剤、さらに自然のお手当にも利用しています。よく干しているものをご紹介します。

切り干し大根、大根の葉

干すとビタミンDがアップするので、切り干し大根は大寒の頃、保存食として仕込みます。大根の干葉《ひば》湯は、古くから女性の病にいいとされてきました。わが家ではお風呂に入れています。

よもぎ、ドクダミなどの薬草

よもぎ、ドクダミなどの薬草は、からだを温め、免疫力を高めるのに役立ちます。

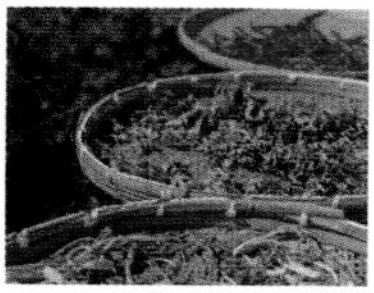
野菜の一部は天日干しに

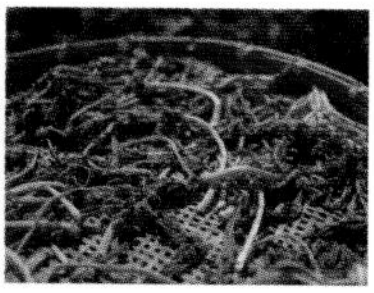
切り干し大根と大根の葉

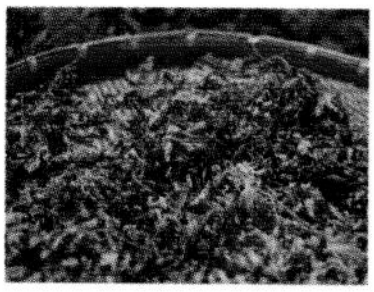
よもぎは免疫力を高める

赤唐辛子

直射日光に弱いので、日陰に干したり、吊して干したりしてもいいでしょう。赤唐辛子には殺菌、防虫効果もあります。

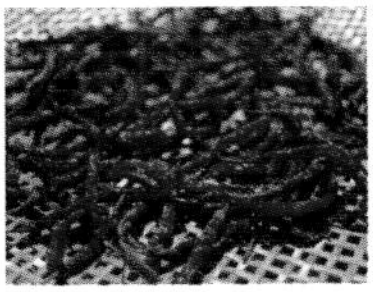
赤唐辛子は日陰干しで

●必要な道具　竹ざる、もしくは干しかごネット

●干す手順

①野菜や薬草を収穫する。

②よく洗い、ざるなどに広げて並べる。

③天気のいい日に、一気に色よく乾かす。

職人さんがつくった竹ざるは、水分が抜けやすくおすすめですが、干しかごネットでも十分代用できます。使わないときは薄くたためて、スペースもとらず便利ですよ。

初夏からの梅干しづくり

初夏になると、わが家では、毎年恒例の梅干しづくりを始めます。たくさんつくった年もありましたが、最近は5～10kgくらいを目安に漬けています。

18％以上の塩分濃度で漬ければ何年でももつので、わが家では、年代ものの梅干しをお守りがわりに少しずつ保管しているのです。〝万能薬〟である梅干しは、体調不良のお手当としても活躍します。

梅干し

●材料（つくりやすい分量＝漬け込み時）　梅（黄熟したもの）…適量、塩（天日干しの海塩）…梅の重さの18～20％

●材料（漬け込み後）　赤じその葉…梅の重さの10％の量（赤じその量の18～20％の塩でもむ）

●用意する道具　樽（木樽。なければ、陶製やホーロー製の漬け込み容器）、重石（梅の重さの2倍のもの）、竹ざる、保存容器など

●つくり方

①黄色く熟した梅を洗って水けをきり、ヘタをとる。樽に塩をまぶし梅を入れ、重石をして漬け込む。そのまま冷暗所においておき、水分があがってくるまでおいておく。

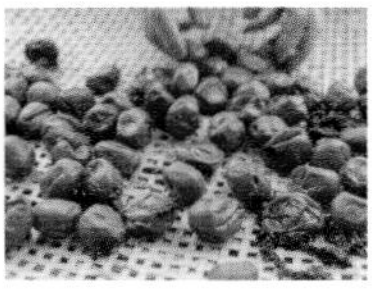

初夏恒例の梅干しづくり

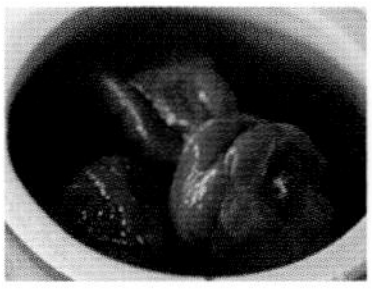

塩分は18％以上で

②6月後半になると、赤じそが出はじめるので摘んでくるか、入手する。

③赤じその下処理をする。赤じその葉をよく洗い、塩でアクが出るまでもみ、アクを捨てる。2回くらいくり返す。

④樽に漬け込んだ梅から出た水分（白梅酢）を、半量くらいびんにとっておく。※調味料として使えます。

⑤樽に下処理した③の赤じそを混ぜ込み、梅がひたひたに浸かる程度の重石をして、また冷暗所に保管する。

⑥7月後半、土用を迎える頃の天気のいい日を選び、梅を取り出し、竹ざるなどに広げ、三日三晩干す。表面が乾いたらひっくり返す。赤じそもしぼり、一緒に干す。樽の赤梅酢も日にあてる。

⑦赤梅酢はびんにとり、梅干しはもとの樽とは別の保存容器に移す。そのうえに赤梅酢を注ぎ、梅干しが赤梅酢で漬かるようにして保管する。

「ごはんのおとも」をつくりおきする

玄米にごま塩をふったり、梅干しを添えたりするのもいいですが、わが家では、味わいと彩りを添えてくれる「ごはんのおとも」をつくりおきしています。毎日食べる玄米や分づき米なので、飽きない工夫として、ごはんのおともは大事なのです。季節の野菜を使ったり、だしをとったかつお節の始末をしたり。無駄なくおいしく続けることがポイントです。※以下で紹介する材料はすべて「つくりやすい分量」です。

さけフレーク

●材料　さけ（切り身）…2切れ、酒、みりん…各大さじ3、塩、ごま油…各適量

●つくり方

①さけをやわらかく焼いて身をほぐしてから、フライパンで炒める。

②炒めた①に酒、みりんを入れて煮飛ばす。塩で調味し、ごま油をまわしかける。

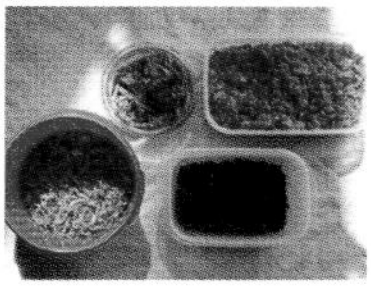

ごはんのおとも

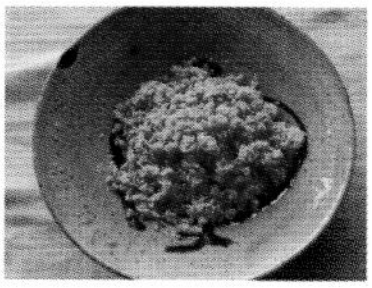

さけフレーク

なめたけ

●材料　えのきたけ…250g、しょうゆ、みりん、酒…各大さじ3、酢…小さじ2

●つくり方

①フライパンに材料をすべて入れ、中火にかける。

②えのきたけが透明になり、全体にぬめりが出てきたらでき上がり。

しその実の佃煮

●材料　しその実、酒、みりん、しょうゆ、めんつゆ（169ページ）…各適量

●つくり方

①しその実はよく洗い、ざるに上げておく。

②小鍋に材料をすべて入れ、汁けがなくなるまで煮詰めながら好みの味にする。

じゃこと木の実の甘辛ふりかけ

●材料　ちりめんじゃこ…40g、松の実、白ごま…各15g、調味料（酒、みりん…各大さじ2、しょうゆ…大さじ1と1／2、きび砂糖、または黒砂糖…大さじ1、酢…小さじ1）

●つくり方

①松の実と白ごまは軽く煎っておく。

②鍋に調味料を入れて火にかけ、煮立ったらじゃこを入れて煮詰める。
③汁けが半分ほどになったら、松の実と白ごまを加える。全体に汁けがなくなったらでき上がり。

かつおとじゃこのふりかけ

●材料　かつお節、ちりめんじゃこ、塩昆布（無添加のもの）、白ごま（松の実でも）、ごま油、しょうゆ、みりん…各適量

●つくり方

①フライパンにごま油を熱し、じゃこを炒める。
②かつお節、塩昆布、白ごまを加えて混ぜ合わせ、しょうゆとみりんで調味する。

にんじんの葉のふりかけ

●材料　にんじんの葉、小えび（またはちりめんじゃこ）、塩、ごま、ごま油…各適量

●つくり方

①にんじんの茎は除き、葉のやわらかい部分をみじん切りにする。
②フライパンに入れ、から煎りし、小えび、塩、ごまを加えて炒め合わせる。
③仕上げにごま油をまわしかける。

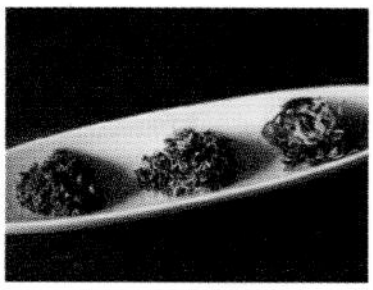

にんじんの葉もふりかけにする

えごまふりかけ

●材料　えごま、しょうゆ麹（106ページ）…各適量

●つくり方

①フライパンにえごまを入れ、弱火で煎る。

②香りが出たら火からおろし、すり鉢ですり、しょうゆ麹を混ぜる。

豆腐そぼろ

●材料　木綿豆腐（水きりしておく）…1丁、しょうが（すりおろす）…1かけ、ごま油…大さじ1、調味料（しょうゆ、みりん…各大さじ3、みそ…小さじ2）

●つくり方

①フライパンにごま油を熱し、しょうがを加えて香りを立たせてから豆腐を入れ、泡立て器でぽろぽろになるように混ぜながら中火で炒める。

②水分が飛んだら調味料を入れ、水けがなくなるまで炒める。

昆布の佃煮

●材料　昆布（だしをとったあとのもの）…1カップ分ほど、水…1カップ、酢…小さじ1、調味料（しょうゆ、みりん…各大さじ4、きび砂糖…大さじ1）、白煎りごま（好みで）

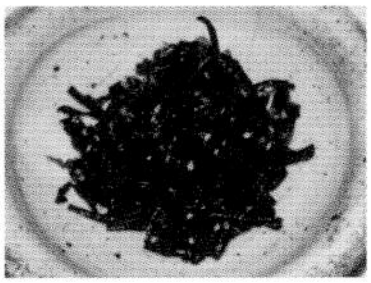

昆布の佃煮

…適量

●つくり方

①昆布は細切りにする。昆布、水、酢を鍋に入れて火にかけ、沸騰したらふたをして弱火で15分以上煮る（途中水分が少なくなったら水を足す）。

②昆布がやわらかくなり、煮汁が少なくなってきたら調味料を入れてさらに煮詰める。汁けがなくなったら、好みで白煎りごまをふる。※だしをとったあとの昆布は、冷凍保存してためておくと便利ですよ。

大根葉のふりかけ

●材料　大根の葉（またはかぶの葉。１cmほどの小口切りにする）、ちりめんじゃこ、白煎りごま、みりん、しょうゆ、なたね油…各適量

●つくり方

①フライパンに油をひき、大根の葉とじゃこを炒める。

②みりんとしょうゆで味つけし、白煎りごまを加える。

きゅうりの佃煮

●材料　きゅうり…4〜5本（５００g）、塩…小さじ2／3、しょうが（せん切り）…

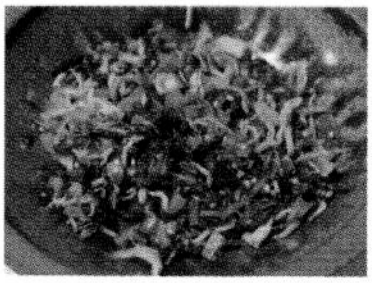

大根葉のふりかけ

1かけ、赤唐辛子（種を除いて小口切り）…1本、塩昆布…10g、調味料（きび砂糖、しょうゆ、酢…各大さじ2〜3、みりん…大さじ1）

●つくり方

①きゅうりは薄い輪切りにし、塩をまぶす。重石をして2時間ほどおき、水けをしぼる。

②鍋に調味料を入れて火にかけ、きび砂糖が溶けたらきゅうりを入れる。10分ほど煮たら、しょうがと赤唐辛子を入れる。

③汁けがなくなったら火を止め、塩昆布を加えて混ぜる。※塩昆布はうまみ調味料無添加のものを使ってください。

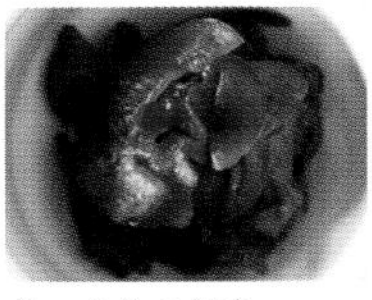

きゅうりの佃煮

第9章 自然のおやつと飲みもの

野菜や果物、お米や豆腐からつくる自然なおやつ

子どもたちのおやつも、身土不二の野菜や果物と天然素材の材料にこだわって手づくりしています。こうして本物の味を知っておくことで、たとえ市販のお菓子を食べるようになったとしても、いずれ自然の味に戻ってくると思っています。

わが家では、田んぼで自作している米を、365日食べています。ですから残った玄米ごはんもせんべいなどにして、無駄にしません。揚げたてのパリッと香ばしいせんべいの味わいは手づくりならでは。混ぜ込む具材も、小えびのほかにも、じゃこ、青のり、ごまなど、好みで具をアレンジしてみてください。

豆乳をしぼった自家製のおからも、自然なおやつの立派な材料になります。クッキーにしても、ドーナツにしても、やさしい甘さの素材の味が引き立ち、おいしいです。使う場合、オーブンやフライパンで軽く水分を飛ばしてから使うといいでしょう。

また、お菓子づくりに使用する、生地をふくらませるためのベーキングパウダーは、できるだけ添加物が少ない「アルミフリー表示」のものを選んでいます。アルミフリーとは、ミョウバン(硫酸アルミニウム化合物)などの添加物が含まれていないものとなります。

豆乳ヨーグルト

●材料（つくりやすい分量）　豆乳（成分無調整のもの）…適量、ヨーグルトの種（または、市販の豆乳ヨーグルト）…大さじ1

●必要な道具　びん（ふたつき）、発泡スチロールの箱（大）、湯たんぽ

●つくり方

①びんを熱湯消毒し、乾かしておく。

②びんが冷めたら、豆乳を8分目まで入れる。ヨーグルトの種を加え、よくかき混ぜる。

③発泡スチロールの箱に湯たんぽを入れ、湯たんぽから離して②のびんを入れる。そのまま、8～12時間、おいておく。

④でき上がったら、ジャムなどを添えていただく。※写真のジャムは、ルバーブを手づくりしたジャムです。できた豆乳ヨーグルトの種は、種継ぎできます。

おからドーナツ

●材料（14個分）　おから、小麦粉…各70g、ベーキングパウダー…小さじ1、きび砂糖…大さじ2と1／2、卵…1個、豆乳、揚げ油…各適量

●つくり方

①ボウルにおから、小麦粉、ベーキングパウダー、きび砂糖を入れて混ぜ合わせる。

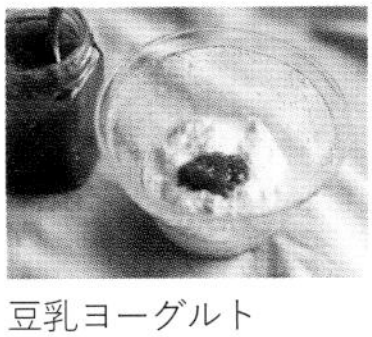

豆乳ヨーグルト

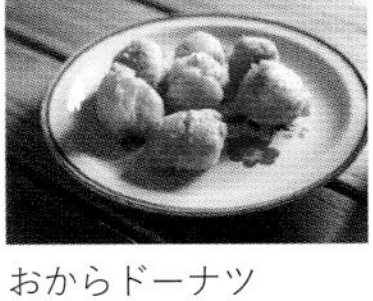

おからドーナツ

②卵を加え、豆乳を少しずつ加えてよく混ぜ生地のかたさを調整し、ひとまとめにする。
③②の生地をひと口大に丸め、180度の揚げ油できつね色になるまで揚げる。※生地がやわらかくて扱いにくい場合は、スプーンで落としながら揚げてもいいですよ。

豆腐入りだんごのフルーツポンチ

●材料（つくりやすい分量）白玉粉…150g、絹ごし豆腐…130g、水…適量、好みのフルーツ、梅ジュース、炭酸水…各適量

●つくり方

①ボウルに白玉粉を入れ、少しずつ豆腐と水を加え、耳たぶくらいのかたさになるまでこねる。
②鍋に湯（分量外）を沸かし、丸めた①を入れていく。浮いてきたら、さらに2分ゆでる。
③器に、好みのフルーツと②を入れ、炭酸水で割った梅ジュースを注ぐ。

玄米えびせんべい

●材料（つくりやすい分量）玄米ごはん…120g、小えび…10g、塩…小さじ1、揚げ油…適量

●つくり方

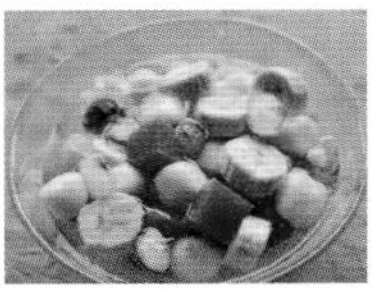

豆乳入りだんごのフルーツポンチ

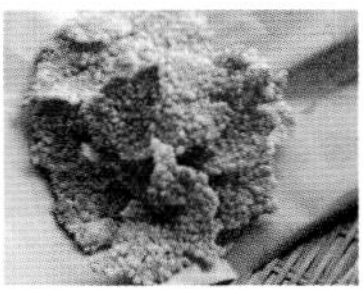

玄米えびせんべい

①フライパンで小えびをから煎りし、塩と合わせておく。
②ごはんをすり鉢で粗くすりつぶし、①の小えびを加えてさらにつぶしながら混ぜる。
③オーブンシート2枚の片面に、それぞれ薄く油（分量外）をひき、ごはんを間にはさみ、めん棒で厚さ1〜1・5㎜の生地にのばす。
④でき上がった③の生地を竹ざるにのせ、半日〜1日カラリとするまで干し、乾かす。
⑤④を食べやすい大きさにランダムに割り、揚げ油で色よく揚げる。※生地をいったん干すことで、サクッとした食感に仕上がります。

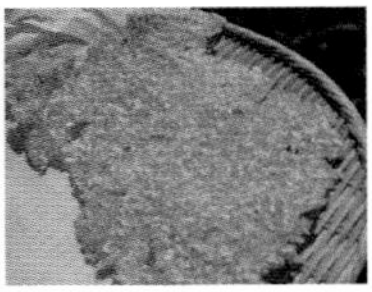
④生地はいったん干す

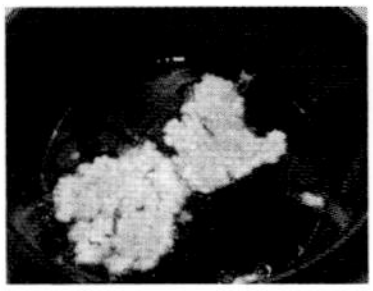
⑤揚げ油で揚げる

季節の果物の酵素ジュース

果物を砂糖漬けにして、微発酵させたものを使います。それを水や炭酸水で割って酵素ジュースとして愛飲しています。

わが家では毎年、青梅、いちごやブルーベリー、ゆずを欠かさずつくっています。これを水か炭酸水で、好みの濃さに割って飲むとおいしいのです。

漬け込んだ果物は、青梅の場合はざるでこして取り出しますが、いちごやブルーベリーは子どもたちが喜ぶので、そのままこさずに使っています。

季節の果物の砂糖漬け

●材料（つくりやすい分量）　季節の果物（青梅、いちご、ブルーベリー、ゆず、キウイなど）…1kg、きび砂糖…1〜1・1kg、レモン汁（好みで）…適量

●つくり方

①果物は洗って水けをふく。いちごやキウイなど実が大きいものは食べやすく切る。青梅なら、ヘタをとり、竹串で1〜2か所穴をあけておく。

②熱湯消毒したびんに果物ときび砂糖を交互に入れる。最後はきび砂糖をのせる。ふたをして常温におく。

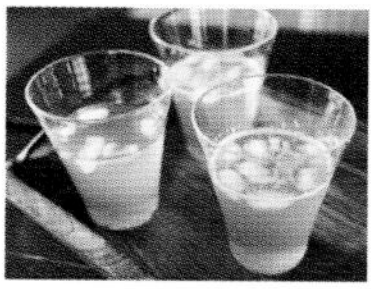

果物の酵素ジュース

③数日後、果物から水分が出てきたら、1日2回くらい底からかき混ぜる。1週間ほど経過すると、きび砂糖が溶けてシュワシュワと発酵しているのがわかる。

④10日〜1か月してエキスが出きったらざるでこす。好みでレモン汁を加える。※レモン汁は飲む直前に加えても大丈夫です。保存は常温でもできますが、冷蔵庫で保存すると発酵が進みすぎるのをおさえてくれます。

腸内細菌を育てる甘酒。オリゴ糖が豊富

腸内細菌を育ててくれるオリゴ糖をもっとも多く含んでいるのは母乳ですが、その次に多いのが甘酒です。おいしいですし、からだにいいことは間違いないのですが、糖類を多く含むので、飲みすぎにだけは気をつけてください。

でき上がった甘酒をそのまま飲む場合は、お湯を加え、2倍程度に薄めると飲みやすくなります。同時に、保存前にミキサーにかけておくとなめらかになり、甘酒独特の粒々が苦手な人でも大丈夫です。

また、甘酒と自作した豆乳ヨーグルトを混ぜ合わせたラッシーもおすすめです。甘酒と豆乳ヨーグルトを1対1で混ぜ、ミキサーにかけるだけです。好みで豆乳をさらに加え、濃さを調節します。

わが家の豆乳ヨーグルトは酸味が少ないため、ラッシーに果物を入れています。いちごを加えるときもあれば、ブルーベリーを入れることもあります。

なお、甘酒は冷蔵保存でも発酵が進み、酸味が出てきます。この場合は果物を加えなくてもおいしく飲めます。

甘酒

●材料（つくりやすい分量）　もち米（うるち米でも可）…2カップ、米麹…2カップ

●必要な道具　温度計、保温ポット

●つくり方

①もち米をとぎ、たっぷりの水に浸けておく。

②①のもち米を炊く。炊きあがったら熱湯2カップ（分量外）を加え、かき混ぜる。

③70度くらいに冷めたら、米麹を加え、素早くかき混ぜる。すぐに保温ポットに入れ、10時間ほどおいておく。※冷蔵庫で1か月ほど保存できます。

ラッシー

●材料（つくりやすい分量）　甘酒、豆乳ヨーグルト（201ページ）、豆乳（好みで。成分無調整のもの）…各適量、いちごなど好みの果物や野菜…適量

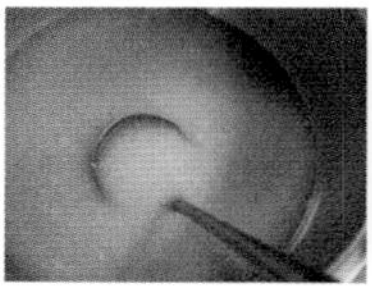
甘酒は薄めると飲みやすい

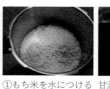

①もち米を水につける

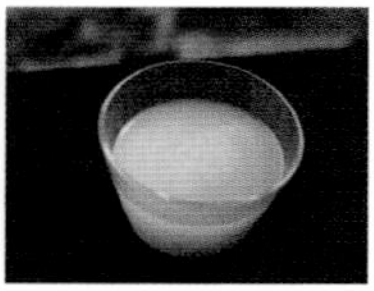
甘酒にはオリゴ糖が豊富

●つくり方

①甘酒と豆乳ヨーグルトを1対1に混ぜる。好みで豆乳を加える。

②いちごなど好みの果物や野菜を加え、ミキサーで攪拌する。

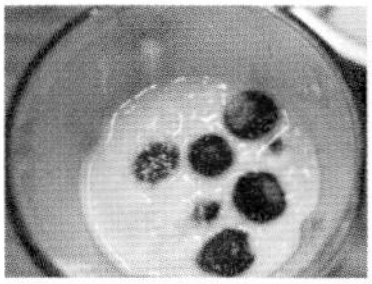

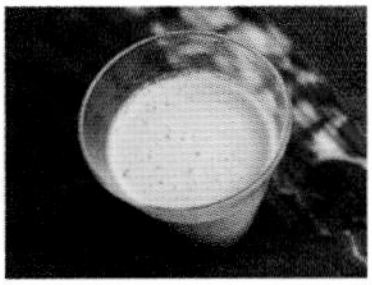

②いちごなどを加える　ラッシー

著者紹介

本間真二郎 ほんま しんじろう

医師。那須烏山市国民健康保険七合診療所所長。

1969年、北海道札幌市に生まれる。

札幌医科大学医学部を卒業後、札幌医科大学附属病院、道立小児センター、旭川赤十字病院などに勤務。2001年より3年間、アメリカのNIH（アメリカ国立衛生研究所）にてウイルス学、ワクチン学の研究に携わる。帰国後、札幌医科大学新生児集中治療室（NICU）室長に就任。2009年、栃木県に移住し、現在は那須烏山市にある「七合診療所」の所長として地域医療に従事しながら、自然に沿った暮らしを実践している。家族は妻と一男一女。

おもな著書に『感染を恐れない暮らし方　新型コロナからあなたと家族を守る医食住50の工夫』（講談社ビーシー／講談社）、『新型コロナ　ワクチンよりも大切なこと』（講談社ビーシー／講談社）、『自然に沿った子どもの暮らし・体・心のこと大全』（大和書房）、『あかちゃんからのかぞくの医学』（クレヨンハウス）などがある。

病気《びょうき》を遠《とお》ざける暮《く》らし方《かた》
できることから、ひとつずつ。自然に沿ってゆるく生きる

2023年9月12日　第1刷発行

著者　本間真二郎《ほんましんじろう》
発行者　出樋一親／髙橋明男
編集発行　株式会社講談社ビーシー
〒112-0013 東京都文京区音羽1-2-2
電話　03-3943-6559（書籍出版部）
発売発行　株式会社講談社
〒112-8001 東京都文京区音羽2-12-21
電話 03-5395-4415（販売）／03-5395-3615（業務）
印刷所　株式会社KPSプロダクツ
製本所　牧製本印刷株式会社

KODANSHA

装丁・本文デザイン　坂井正規（坂井デザイン事務所）
写真　なりたいつか、半田広徳、本間真二郎
料理　本間理恵
本文DTP　ニシ工芸株式会社
校閲　ケイズオフィス
編集　沢田浩（講談社ビーシー）

ISBN978-4-06-531815-7